U0139135

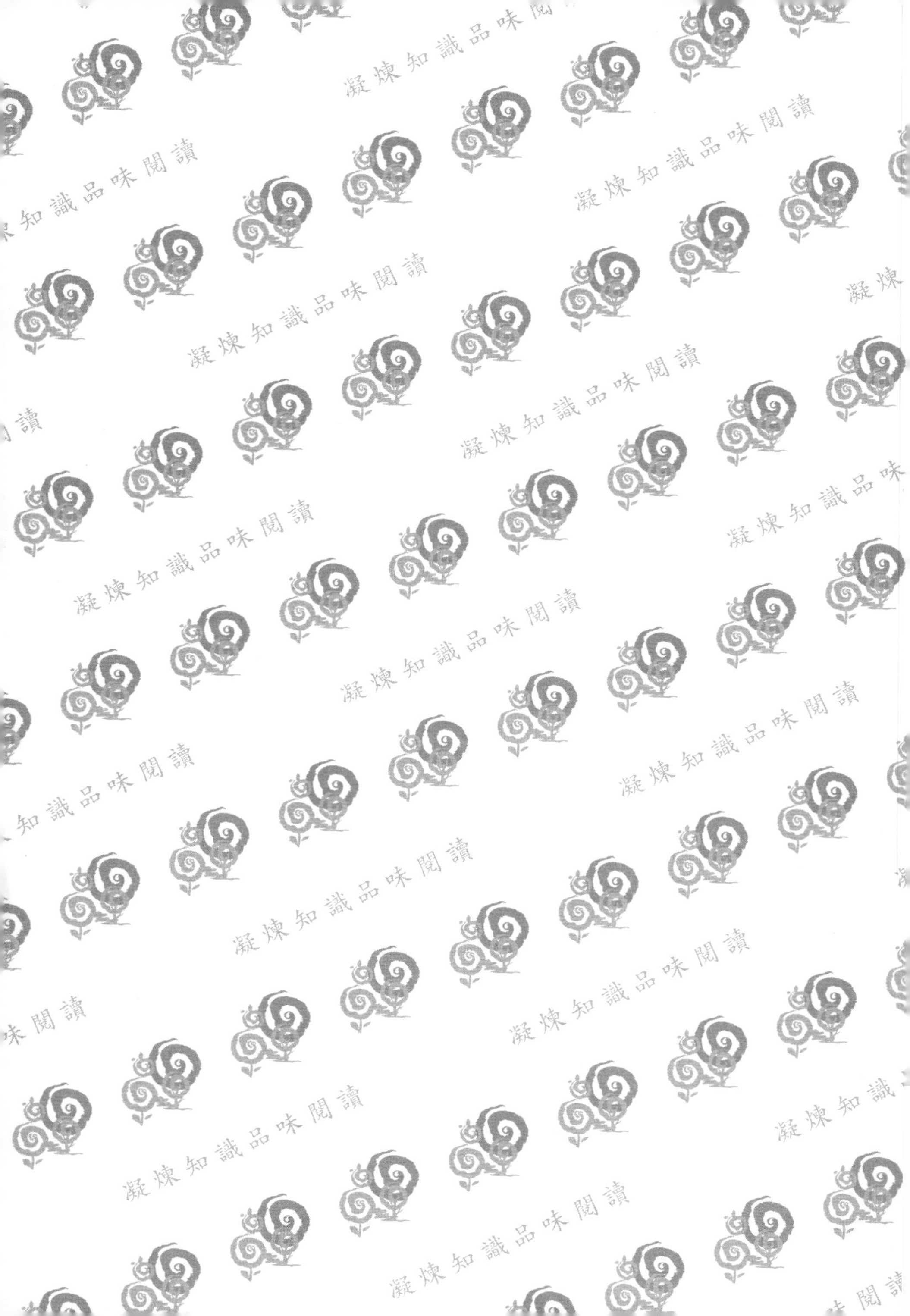

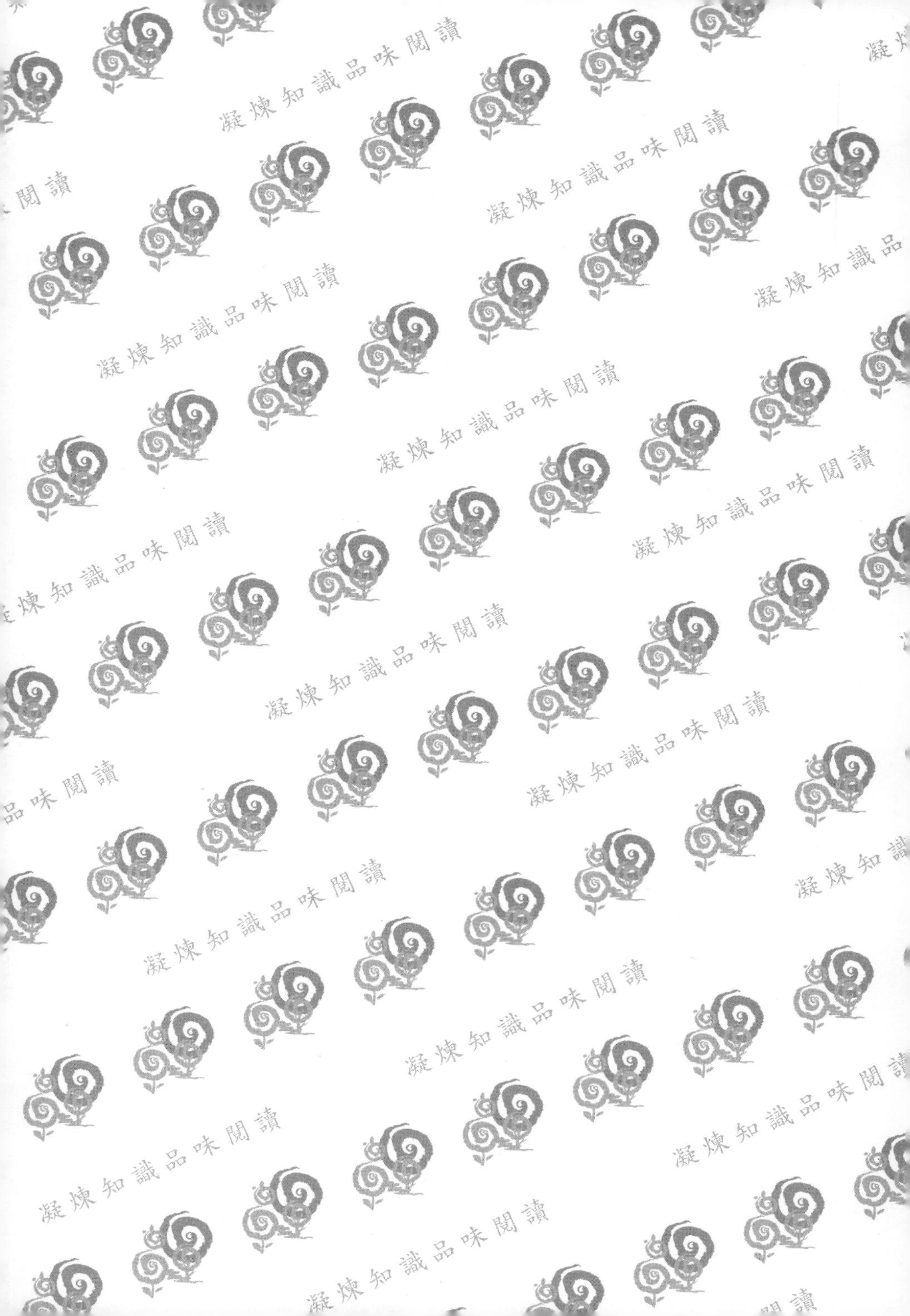
凝煉知識品味閱讀

幼兒衛生保健

萬　鈁　著

五南圖書出版公司 印行

緒　論

一、幼兒衛生保健學的研究對象與研究任務

幼兒衛生保健學的研究對象是初生至六、七歲的兒童。

幼兒衛生保健學的研究任務，是探討影響嬰幼兒身心正常發育和健康的各種因素，利用和創設各種有利因素，控制和消除各種不利因素，以便保護和增進兒童的健康，增強體質，提高對環境的適應能力和對疾病的抵抗力。

二、幼兒衛生保健的重要性

嬰幼兒正處在生長發育的重要階段，他們雖然已經具有人體的基本結構，但是身體各器官、系統尚未發育完善，解剖、生理和心理特徵與成人之間的差異比學齡兒童與成人之間的差異更大，對外界環境及其變化的影響更爲敏感，易受損害。嬰幼兒的身心狀況對一生的健康都有重要的影響。而促進身心健康的根本措施在於做好衛生保健工作。托兒所實施集體教養，衛生保健工作尤其重要，諸如，爲嬰幼兒提供合理的膳食，安排科學的生活制度，做好疾病的預防工作，培養兒童有良好的生活習慣，以及重視兒童的心理健康，使嬰幼兒愉快、活潑地成長，都是幼兒衛生保健的重要內容。

目　錄

Chapter 1

幼兒身心發展的特徵與保健

第一節

幼兒的生理解剖特點

俗話說：「麻雀雖小，五臟俱全」，雖然嬰兒一出生就已具備人體的基本結構和生理功能，但是，從出生到發育成熟，在近二十年的時間裡，身體的結構和功能還要經歷一系列的變化，所以說幼兒並非成人的縮影，不是「小大人」。了解幼兒身體發展的特徵是科學育兒的基礎。下面，就讓我們以人體的各個系統為順序，來談談幼兒的生理解剖特點。

一、動作的執行者——運動系統

㈠運動系統概述

運動系統由骨、骨連結和骨骼肌三部分組成。人體 206 塊骨頭，連結成骨骼，構成人體的支架，起著保護內臟和運動時的杠杆作用。可以活動的骨連結叫關節。骨骼肌跨過關節，附著在關節兩端的骨面上，在神經系統的支配下，骨骼肌收縮、舒張，或牽動骨產生各種運動，或固定骨骼以維持一定的姿勢。人體主要骨的名稱見表 1-1。

人體主要的關節，上肢有肩關節、肘關節、腕關節等；下肢有髖關節、膝關節、踝關節等；頭都有下頜關節，張口、閉口就是這個關節的活動。

表 1-1　人體主要骨的名稱

部 位	骨 的 名 稱
頭 部	頂骨、枕骨、額骨、上領骨、下領骨、鼻骨
軀幹部	胸骨、肋骨、椎骨、骶骨、尾骨
上 肢	肩胛骨、鎖骨、肱骨、橈骨、尺骨、腕骨、掌骨、指骨
下 肢	髋骨、股骨、髕骨、脛骨、腓骨、跗骨、跖骨、趾骨

(二)幼兒運動系統的特點

1. 骨頭在不斷生長

兒童的身材在不斷長高，就是因為骨頭在不斷加長，同時也在增粗。以四肢的長骨為例，出生時，骨的中間部分（稱骨幹）鈣化了，但骨的兩端（稱骨骺）還是軟骨。骨幹與骨骺之間的軟骨層（稱骺軟骨）不斷增生、鈣化，使骨頭變長、變硬。到發育成熟的年齡，骺軟骨全部鈣化，人也就不再長個兒了。在骨的生長發育過程中，受著內、外環境因素的影響。如，垂體分泌的生長激素，甲狀腺分泌的甲狀腺激素等，對骨的生長和成熟起著重要的作用。維生素D、A、C，與骨的生長和代謝也有密切的關係。經常從事體育鍛鍊，可以改善血液循環，運動的機械刺激也可促進骨的生長發育。

2. 手腕的骨頭還軟

出生時，腕部的八塊腕骨，全部是軟骨。腕骨逐漸鈣化，到十歲左右，八塊腕骨才能全部出現鈣化中心。由於幼兒的腕骨多是軟骨，因此不要讓幼兒提拎重的東西，玩具的重量也要適合他們腕力弱的特點。

3. 姿勢不良易致脊柱變形

脊柱是人體的主要支架。從背面看脊柱，它是直的。從側面看去，從上到下，脊柱有四道生理性彎曲：頸部前彎、胸部後彎、腰部前彎和骶尾部後彎。有了這些彎曲，能緩衝從脚下傳來的震動，使脊柱更具彈性。上述生理性彎曲是在出生後逐漸形成的，一般要到二十歲左右才基本定型。在生長發育階段，姿勢不良可能引起脊柱發生異常的彎曲，使脊柱的生理功能減弱。應從小培養正確的姿勢，使之形成習慣。坐有坐相，站有站相，桌椅應合身材，不要單肩背書包等等。若因種種原因使小兒經常聳著肩、扭著身子、駝著背，就可致駝背或脊柱側彎（從後面看脊柱，有幾節脊椎骨偏離了中線，發生向左或向右的彎曲）。

4. 關節不很牢固

小兒由於關節韌帶薄而鬆弛，關節周圍肌肉的力量較差，雖然關節的伸展性和活動範圍大於成人，但牢固性較差，容易因外傷而發生脫臼（關節凸與關節凹失去正常的位置關係，又稱脫位）。適度的鍛鍊可以增強關節的牢固性、柔韌性和靈活性。為了避免使關節受到損傷，在小兒手臂正處於伸直位置時，不要用力牽拉小兒的手臂，以防發生「牽拉肘」。「牽拉肘」又稱「撓骨小頭半脫位」，常因成人領著小孩上下樓梯、過馬路，或幫小孩穿脫衣服時，牽拉手臂的力量過猛而引起。

5. 脚弓不夠結實

正常的足底呈拱形，叫做脚弓。脚弓靠足底的肌肉、韌帶來維持，它使脚底有彈性，以緩衝運動時產生的震動，使人體在站立時重心分散在幾個點上，不僅站得穩，還可保護脚底的血管、神經免受壓迫。小乳兒胖乎乎的脚底板還沒有脚弓，要待會站、會走以後，脚弓才能形成。小兒足底的肌肉、韌帶力量較差，長時間站立、行走，或鞋不合脚都容易使脚弓塌陷，形成扁平足。所以不要讓孩子玩得太累，過累易致肌肉疲勞，脚弓塌陷；也不應活動太少，足底肌肉得不到鍛鍊，也長不結實。鞋小了，要及時換。鞋合脚，有利於脚弓的發育。

6.肌肉的發育不平衡

人體共有六百多塊骨骼肌，約占體重的40%。從肌肉發育的早晚來看，比較大的（如上臂及前臂的肌肉）發育較早，比較小的肌肉（如手指和手腕部的肌肉）發育較晚。小孩會跑、會跳了，但若要他劃一條直線，則顯得十分費力。

7.鍛鍊要全面

體育鍛鍊可以加速血液循環，骨骼和肌肉得到更多的營養和氧氣，使骨骼生長旺盛，長度增加、横徑變粗、骨的重量增加，也使得肌肉的彈性和伸展性更好，關節更加牢固、活動也更靈活。

由於小兒正處於身體全面發展的階段，要注意使身體的各個部位都能得到鍛鍊，這對日後發展身體素質有很大好處。有些小孩愛玩的遊戲對健康不利，應該勸阻。比如，小孩各用右手握住左脚，使左膝關節盡量屈曲，獨脚站立，然後蹦蹦跳䠷，用膝關節相互碰撞，這種玩法，容易傷著膝關節。另外，像拔河這種運動，肌肉較長時間處於緊張僵持狀態，還要屏住呼吸、憋住氣，不宜讓小兒做這種運動。

二、氣體交換站——呼吸系統

㈠呼吸系統概述

人體吸入氧氣和排出二氧化碳的過程稱為呼吸。呼吸系統由呼吸道及肺組成。呼吸道是傳送氣體、排出分泌物的管道，包括鼻、咽、喉、氣管和支氣管。鼻是保護肺的第一道防線。叢生的鼻毛可以阻擋較大的灰塵；鼻粘膜上的血管放散出熱量，使吸入的冷空氣加溫；鼻粘膜蒸發的水分使乾燥的空氣濕潤。鼻腔對吸入的空氣起著清潔、濕潤和加溫的作用。鼻還是嗅覺器官，鼻腔上部有嗅粘膜，有氣味的微粒刺激嗅粘膜的細胞，產生神經衝動，傳至大腦皮層，產生嗅覺。在刺激強度持續不變的情況下，嗅覺感受器的感受性下降，就出現了「入芝蘭之室，久而不聞其香」的現象。

咽是呼吸和消化的共同通道。

喉是發音器官。若發音失去圓潤、清亮的音質，表示聲帶發生了病變。

肺呈圓錐形，左右各一，位於胸腔內。肺由無數肺泡組成。肺泡表面的毛細血管交織成網，流經這裡的肺動脈，經過氣體交換，變成飽含氧氣的肺靜脈，注入左心房，進而輸送至全身。而肺動脈中的二氧化碳則進入肺泡，經呼吸道排出體外。

胸腔有節律地擴大與縮小，稱為呼吸運動。

㈡小兒呼吸系統的特點

1.鼻腔狹窄，易鼻堵

小兒鼻腔狹窄，鼻粘膜柔嫩，粘膜上血管豐富，容易發炎而使鼻腔堵塞。鼻堵可使乳兒吃奶困難、睡眠不安；鼻堵使幼兒不得不用口呼吸。空氣中混有灰塵和微生物，如果未經鼻腔，直接自口腔進入氣管，不僅使人口乾舌燥，還容易得氣管炎、肺炎等呼吸系統疾病。

小兒患鼻炎要及時治療，一般感冒好了，鼻堵也就消失了。若小兒長期鼻堵，用口呼吸，應去醫院檢查，常因「增殖體肥大」所致。增殖體又名腺樣體、咽扁桃體，位於鼻咽後壁（平常說的扁桃體叫顎扁桃體，位於咽部兩側，張大口可以看見）。增殖體為淋巴組織，發炎、肥大，可致長期鼻堵，小兒只能用口呼吸，入睡鼾聲大作。若一側鼻孔不通氣，流帶血、帶膿的鼻涕，應考慮鼻腔內是否有異物。

2.鼻腔有管道通向中耳

在鼻咽部與中耳之間有個管道叫咽鼓管（又稱耳咽管）。鼻腔有了炎症，用力擤鼻涕，就會把病菌擠入咽鼓管，以致引起中耳炎。要教會孩子擤鼻涕，先捂住一側鼻孔，擤完一側再擤另一側，不要把鼻子全捂上，也不要太用力擤。

3.保護嗓音

嗓音的保護不是一朝一夕的事情，整個人的一生都應注意，而且要從小開始。小兒的聲帶不夠堅韌，聲門肌肉也容易疲勞，有的孩子本有一副銀鈴般的好嗓子，可是稍不如意便大聲哭鬧，結果成了啞嗓子。這是因為，大喊大叫，衝擊聲帶的氣流非常猛烈，很容易使聲帶的邊緣受到劇烈的摩擦而造成損傷。兒童音域窄，而成人歌曲的音域寬，如果讓小孩唱成人歌曲，可使小兒聲帶過度緊張和呼吸不協調，往往以大聲喊叫去應付，聲帶處於超負荷狀態。唱歌場所要空氣新鮮，避免塵土飛揚。不要頂著風喊叫、唱歌，或邊跑邊唱、邊跳邊唱。小兒玩得挺熱，不要馬上吃冷食。患感冒、咳嗽等疾病，應多喝水、少說話。

4.年齡越小，呼吸越快

小兒胸腔較窄，呼吸肌不發達，對氧氣的需要量卻相對較多，因此，呼吸頻率快（表1-2）。由於小兒肺活量小，換氣功能差，對缺氧的耐受力不如成人，若空氣污濁、氧氣供應不足，就會影響健康。家庭居室和托兒所的兒童活動室要經常保持空氣新鮮，以滿足小兒新陳代謝所需要的氧氣。

表1-2　不同年齡兒童呼吸次數的平均值

年　齡	每分鐘呼吸次數
新生兒	40～44
0～1歲	30
1～3歲	24
4～7歲	22

三、循環不已的運輸流——循環系統

(一)循環系統概述

循環系統是一個密閉的、連續性的管道系統。它包括心臟、動脈、靜脈和毛細血管。心臟是血液循環的動力器官；血管是運送血液的管道。血液由心臟搏出，經動脈、毛細血管、靜脈再返回心臟。

心臟位於胸腔內，兩肺之間。其大小與本人的拳頭大小近似。心臟內有縱行的心中隔，把心腔分為左右互不相通的兩部分。位於左、右心房之間的心中隔叫房間隔；位於左、右心室之間的心中隔叫室間隔。在左心房與左心室之間，右心房與右心室之間，心室與動脈之間，有一扇扇的活門，叫做瓣膜。瓣膜只能向一個方向開放，控制著血流的方向。瓣膜開放、關閉時發出的聲音，組成心音。

血液是心腔與血管裡的液體，由血漿和血細胞組成。紅細胞的主要成分是血紅蛋白，有運送氧氣和二氧化碳的功能。白細胞有吞噬細菌的作用。

淋巴系統是循環系統的一部分，由淋巴管和淋巴結組成。淋巴結有吞噬細菌的功能。

㈡小兒循環系統的特點

1. 年齡越小，心率越快

小兒心肌的力量薄弱，心腔容量小，為滿足新陳代謝的需要，則以加速心跳來代償（見表 1-3）。心率易受各種因素的影響而加快，如活動、哭鬧、進食、發熱等。測心率宜在安靜時測。心臟自動地、有規則地搏動、稱為心律。小兒常有竇性心律不齊（吸氣時心跳加快，呼氣時心跳減慢），並非病態。

表 1-3　不同年齡兒童心跳次數的平均值

年　齡	每分鐘心跳次數
新生兒	140

續上表

年　齡	每分鐘心跳次數
1月～12月	120
1歲～2歲	110
3歲～4歲	105
5歲～6歲	95
7歲～8歲	85
9歲～15歲	75

2. 鍛鍊可強心，但應適度

體育鍛鍊能增強心血管的功能。經常參加鍛鍊的兒童，心肌收縮力較強，每一次心跳輸出的血液量較多，心臟功能較缺乏鍛鍊的兒童強。但運動量要適度。若運動過量，使心跳很快，每次未等心腔充盈，就把血液搏出，輸出的血液量反而減少，兒童面色蒼白、心慌、噁心、出冷汗，甚至經過休息仍然吃不下飯、入睡困難，就是過度疲勞了。

3. 預防動脈硬化應始於兒童

動脈硬化是造成中老年人腦血管病及心血管病的主要原因。然而動脈硬化有個發生、發展的過程，應從兒童時期開始預防動脈硬化。兒童時期是包括飲食習慣在內的生活方式基本形成的時期。應為兒童提供合理的膳食，適當控制膽固醇和飽和脂肪酸的攝入量，養成良好的飲食習慣，防止「肥胖病」、「動脈硬化」，這些「病從口入」疾病的發生和發展。

4. 血液總量增加很快

血液總量是指存在於循環系統中的全部血液量。出生時，血液總量約 300 毫升；一歲時加倍；十歲時，為出生時的六倍～七倍。由於小兒血液總量增加很快，所需要的造血原料也相應較多。鐵、蛋白質是合成血紅蛋白的原料；維生素 B_{12} 和葉酸雖然不是直接的造血原料，但它們與紅細胞的發育成熟有關。出生後，由骨髓行使造血功能，骨髓功能異常也可致貧血。

5. 常見頸部淋巴結腫大

淋巴結是淋巴系統的一部分。常幾個淋巴結集中在一起，組成淋巴結群（每個淋巴結黃豆大小或稍大）。從人體表面可以摸到的淋巴結群有頜下淋巴結、枕部淋巴結、頸部兩側的頸淋巴結、腋窩淋巴結以及大腿根部的腹股溝淋巴結等。淋巴結腫大的常見原因是感染，尤其以項部淋巴結腫大最為常見。小兒患扁桃體炎、口腔炎、中耳炎、頭皮癤腫等，均可使頸部淋巴結發炎、腫大。腫大的淋巴結變硬、有壓痛，摸上去是個硬疙瘩。炎症消退了，病變的淋巴結也不能再變小、變軟了。身體不同部位的淋巴結腫大，與相應區域內的感染有關（表 1-4）。若多處淋巴結腫大，要檢查血液，常是嚴重疾病的信號。

表 1-4　感染部位與腫大的淋巴結

感染所在部位	腫大的淋巴結
咽、口腔	頜下淋巴結
鼻、咽、口腔、頭面部皮膚	頸部淋巴結
頭皮、後頸部	枕部淋巴結
上肢、乳房	腋窩淋巴結
下肢、會陰	腹股溝淋巴結

四、食品加工管道——消化系統

㈠消化系統概述

食物通過消化管的運動和消化液的作用後，分解為可被吸收成分的過程，稱為消化。消化系統由消化管和消化腺兩部分組成。消化管包括口腔、咽、食管、胃、小腸、大腸、肛門等。消化腺主要有唾液腺、胃腺、腸腺、肝臟和胰腺等。

經過牙齒的咀嚼和胃腸蠕動，食物被磨碎並與消化液混合，稱為物理性消化作用。通過消化液中消化酶的作用，使食物分解變成可被人體吸收的物質，稱為化學性消化作用。

作家高士其在其科學小品中，對消化器官做了生動的比喻：「一開前門便是切菜間，壁上有自來水，長流不息，菜刀上下，石磨兩列，排成半圓形，還有一個粉紅色的地板。後面有一條長長的通道，直達廚房。廚房是一支大油鍋，可以收縮，裡面自然發生一種強烈的酸汁，一種種神秘的酵汁。廚房的後面，先有個小食堂，後有大食堂，曲曲彎彎，千回百轉，小食堂備有咖喱似的黃汁，以及其它油或醋呀一應俱全。大食堂的設備較為粗簡，然而客座極多，可容無數萬細菌，一出後門直通馬桶。」

㈡小兒消化系統的特點

1. 乳牙萌出

胎兒五六個月時，乳牙已開始鈣化。孕婦的營養狀況與乳牙能否正常鈣化有關。一般於生後六七個月乳牙開始萌出。早在四個月、遲至十個月出牙也都算正常。乳牙及恆牙的萌出有一定的順序（表1-5）。六歲以前正是面部與頜骨發育的重要階段，乳牙正常可以充分發揮牙齒的咀嚼功能，咀嚼力傳至頜骨，可刺激頜骨的正常發育。乳牙健康對恆牙順利萌出有益，若乳牙過早丟失（如患齲齒僅剩殘根，拔除），鄰近的牙就會向空隙傾倒，而使恆牙萌出後排列不齊。

恆牙於嬰幼兒時期開始鈣化。最早萌出的恆牙是第一恒磨牙，又稱六齡齒，並不與乳牙交換。六齡齒萌出後，乳牙才先後自然脫落，換上恒牙。

正常的牙齒應該是潔白、整齊、無齲洞、咬合正常（指上排牙與下排牙之間的關係）、齒齦無出血現象。小兒有一口健康的牙齒，不僅能充分發揮其咀嚼功能，而且對正確的發音，面部和諧美觀等，都有著重要的作用。

表 1-5　牙萌出時間順序

	數目（個）	萌出時年齡	牙總數
乳牙			
下中切牙	2	5個月～10個月	2
上切牙	4	6個月～14個月	8
下側切牙	2		
第一乳磨牙	4	10個月～17個月	12
尖牙	4	18個月～24個月	16
第二乳磨牙	4	20個月～30個月	20
恒牙			
第一磨牙	4	6歲～7歲	4
切牙	8	6歲～9歲	12

續上表

	數目（個）	萌出時年齡	牙總數
雙尖牙	8	9歲～13歲	20
尖牙	4	9歲～14歲	24
第二磨牙	4	12歲～15歲	28
第三磨牙（智齒）	4	17歲～30歲	32

2. 唾涎腺

人體有三對唾液腺，其中最大的一對是腮腺。三對唾液腺都有導管通到口腔。

新生兒唾液腺尚未完全發育，唾液量少，口腔內乾燥。出生後三四個月，開始添加輔食以後，唾液量也相應增多。

唾液是健康之津，應教育幼兒不要吐唾沫，吐唾沫既不文明對自己的健康也不利。唾液中的澱粉酶可使澱粉初步消化，變成麥芽糖，所以，饅頭多嚼一會兒就能覺出甜味來。唾液與食物攪拌，刺激味蕾，吃東西才有滋味。唾液進入胃，對胃粘膜有保護作用，其中的殺菌酶還可殺滅細菌。沒有唾液滋潤口腔，不僅會使吞咽發生困難，還會使人口乾舌燥、談吐不爽。

3. 乳兒容易溢奶

胃是消化器官中最寬大的部分。胃與食道連接處有一組環形的肌肉叫賁門；胃與十二指腸連接處也有一組環形的肌肉叫幽門。賁門、幽門好比是口袋的收口，肌肉收縮，口就收緊了；肌肉舒張，食物就可以通過。乳兒賁門較鬆弛，且胃呈水平位，賁門和幽門幾乎在同一水平上，當吃奶時吞咽下較多的空氣，就容易溢奶。溢奶不同於嘔吐。

4.腸管固定差

由於結腸固定差、腸壁較薄，容易發生腸套疊（一部分腸管套入鄰近腸管之中）；因直腸壁與腹後壁固定差，易發生脫肛（直腸自肛門脫出）。久痢、久瀉的病兒容易發生脫肛，小兒長時間坐便盆也可促使脫肛發生。

5.「直腸子」

人們常說小孩是「直腸子」，吃完就想拉，這話有一定道理。食物進入胃，可反射性地引起腸道加強蠕動，將糞便推向直腸，刺激直腸壁上的感受器，衝動傳入脊髓低級排便中樞的同時，上達大腦皮層，引起「便意」。乳兒在進食後，坐便盆，常可排便。大孩子要養成定時排便的習慣，如果有了便意卻「憋著」，時間長了，直腸對糞便的刺激就不敏感了，使糞便在腸道內停留的時間過長，糞便乾硬，排便困難，發生便秘。

6.肝臟的特點

肝臟是新陳代謝的重要器官。蛋白質、脂肪和糖的代謝均要在肝臟內進行。代謝產生的廢物以及外來的毒物也要在肝臟內解毒。

小兒肝臟的體積相對較大。正常三歲以下小兒，可於右肋緣下觸到肝臟的下緣，距肋緣約 1 厘米～2 厘米。四歲以後，一般於肋緣下就不再能觸到肝下緣了。

肝臟在糖代謝中的主要作用是維持血糖的相對恆定，保證全身，特別是腦組織的能量供應。食物中的澱粉在腸道分解為葡萄糖，進入血液，稱為血糖。當血糖過剩時，肝細胞可將葡萄糖轉變為肝糖元，貯存在肝細胞內。當血糖濃度下降時（如飢餓、劇烈運動），肝糖元分解成葡萄糖，以供急需。小兒肝糖元的貯存量少，飢餓時容易出現低血糖，表現為心慌、無力、出冷汗，甚至休克。

小兒肝臟的解毒能力不如成人。藥物需在肝臟內解毒，小兒用藥，藥量一定要準確，過量可致中毒。

五、泌尿、輸尿、貯尿、排尿——泌尿系統

㈠泌尿系統概述

泌尿系統包括腎臟（泌尿）、輸尿管（輸尿）、膀胱（貯尿）和尿道（排尿）。尿在腎臟生成後，經輸尿管輸入膀胱，尿液在膀胱內貯存到一定量以後，便反射性地引起「尿意」。

㈡小兒泌尿系統的特點

1. 乳兒腎臟尚未發育完善

乳兒的腎功能尚不健全，對水和鈉的調節功能不如成人。若攝入的鈉過多，容易發生水腫。同樣，腎臟對藥物的排泄能力也不如成人。

2. 尿道短

小兒的尿道短，尤其女孩，不僅尿道短，尿道外口還接近肛門，易被糞便污染。細菌經尿道口進入人體，上行，可引起尿道、膀胱、腎臟等泌尿道感染（稱上行性泌尿道感染）。充足的飲水，使尿液形成後自上向下沖刷，可減少上行性泌尿道感染。女孩尤應注意會陰部的清潔護理。

3. 從「無約束」到「有約束」排尿

生後最初幾個月，膀胱內尿液達到一定量時，就會引起膀胱平滑

肌收縮而排尿，對排尿尚無約束能力。一般到了三歲左右，白天就可以不再尿濕褲子，夜間不再尿床。小兒對排尿的約束能力，與排尿的訓練有關。

4. 排尿次數和尿色

出生後的最初幾天，新生兒每日排尿數次。半個月後，排尿次數迅速增加，每日可達二十多次，半歲以後尿次逐漸減少，至一歲時每日排尿十五次左右，二三歲時每日排尿十次左右。

正常的尿液清晰透明，顏色可隨飲水量的多少有深有淺，但不會有很大變化。若尿色有明顯異常，是疾病的信號。尿似洗肉水，可見於急性腎炎；桔黃、棕綠色尿，可見於肝膽疾病。冬天，汗的分泌量減少，從尿中排出的廢物增多，若飲水量不足，尿液濃縮，排出體外冷卻後，原溶解在尿內的尿酸鹽、磷酸鹽呈結晶析出，可使尿液由清為渾，似米湯樣。出現這種乳白尿，應囑小兒多飲水。

六、身兼數職的皮膚

㈠皮膚概述

皮膚具有多種生理功能，它覆蓋在人體表面，柔韌而有彈性，是保護人體的一道防線。皮膚表層廣泛分布著各種感覺神經末梢，分別感受觸覺、壓覺、痛覺、濕覺和冷覺等，所以說皮膚是感覺器官。人們常用「眼、耳、鼻、舌、身」來代表感覺器官，其中的「身」，主要是指的皮膚。皮膚在體溫調節上也起著重要的作用，皮膚富於血管，血管的收縮和擴張可以調節散熱量。毛髮、皮脂腺和汗腺都是皮膚的附屬器官。汗腺開口於表皮的汗孔，汗液蒸發可以散熱，皮脂腺開口於毛囊，排出皮脂，潤滑毛髮，保護皮膚。

㈡小兒皮膚的特點

1.皮膚的保護功能較差

小兒皮膚薄嫩，易受損傷，細菌侵入可生瘡長癤。要注意皮膚的清潔，勤洗澡、洗頭、勤剪指甲。洗頭時，若囟門未閉，仍然可以洗，但動作要輕柔。小乳兒頭皮上黃褐色的痂皮，可用消毒過晾涼的植物油先將痂皮悶軟，再輕輕梳去。剪手指甲可順著指尖剪成半圓形；剪脚趾甲，只需將兩端稍剪去一點，使甲緣平直，這樣，趾甲就向前長，不會嵌入肉內。

選購內衣，要選質地柔軟、吸水性強、不掉色的衣料。

不要用化妝品遮蓋兒童天然健美的肌膚。濃妝艷抹，千人一面，無論從審美的觀點還是衛生的觀點，均無可取之處。劣質的化妝品、金屬飾物還可損害皮膚的健康。

2.皮膚調節體溫的功能較差

小兒新陳代謝旺盛，體溫略高於成人，腋下溫度正常為36℃～37.4℃。由於皮膚調節體溫的能力較差，環境溫度過低時，很易著涼；環境溫度過高，很易受熱。經常讓小兒在戶外活動，尤其是寒冷季節仍堅持戶外鍛鍊，可以提高皮膚對冷、熱刺激的適應能力，改善皮膚的血液循環，增加體溫調節能力。空氣、陽光和水是大自然賦予人們維持生命和促進健康的三件寶，合理的運用這三件寶，可以增強小兒體質。

3.皮膚的滲透作用強

苯、酒精、有機磷農藥等可經小兒皮膚滲透入體內，引起中毒。塗拭皮膚藥也應注意濃度和劑量，勿過量。

七、人體內的「化學信使」——內分泌系統

㈠內分泌系統概述

內分泌系統是人體內的調節系統。內分泌腺釋放的化學物質叫激素。激素對人體的生長發育、性成熟以及新陳代謝等，都起著重要的調節作用。

人體主要的內分泌腺有：腦下垂體、腎上腺、甲狀腺、甲狀旁腺、胸腺、松果體、胰腺和性腺等。

㈡小兒內分泌系統的特點

1.腦下垂體

腦下垂體是人體最重要的內分泌腺。於四歲以前及青春期，垂體的生長最為迅速，機能也較活躍。垂體前葉分泌的生長激素是影響小兒生長發育的最重要的激素。在一晝夜中，覺醒狀態下，生長激素分泌減少；睡眠狀態下，生長激素分泌增多，由此可見，睡眠不足勢必影響長個兒。

因生長激素分泌不足所致的侏儒症，稱垂體性侏儒。出生時身長都正常，兩歲以後顯出生長遲緩，以後與正常兒童身高的差距越來越大，但身體各部分的比例勻稱。智力大多正常。

若生長激素分泌過多，可致生長過速，稱為「巨人症」。

2.甲狀腺

甲狀腺分泌甲狀腺素，主要的生理功能是調節新陳代謝、興奮神經系統和促進骨的生長發育。碘是合成甲狀腺素的主要原料。在地方

性甲狀腺腫流行地區，孕婦缺碘，可致胎兒甲狀腺素合成不足，進而影響胎兒的發育，這種因先天性甲狀腺功能低下所致的病稱「地方性克汀病」，又稱「呆小症」。患兒智力低下，有不同程度的聽力和言語障礙，面部表情淡漠呈痴呆面容。在乳兒期，若能早診斷、早治療，智力能有所改善。

若甲狀腺功能亢進，則可致「突眼性甲狀腺腫」，患兒基礎代謝率明顯增高，眼球突出，多汗、乏力，性情急躁，可用藥物或手術治療。

八、人體的防御機構——免疫系統

㈠免疫系統概述

免疫系統是人體內重要的防御結構，它具有以下三方面的功能：

1. 防御功能

消滅侵入人體的病原微生物（細菌、病毒等）。

2. 穩定功能

清除人體新陳代謝中衰老或破壞了的細胞，以免它們妨礙正常的生理功能。

3. 監視功能

識別並殺滅細胞繁殖過程中產生的異常細胞（突變的細胞）。

免疫系統包括免疫器官（胸腺、脾、骨髓、淋巴結、扁桃體等）、免疫細胞（如T淋巴細胞和B淋巴細胞）和免疫分子（具有免疫效應的物質，如抗體）。

按照免疫產生的方式可分為非特異性免疫和特異性免疫兩大類。

非特異性免疫是生來就具有的免疫力，可以遺傳。這種免疫力不是針對某種疾病的，而是一般的抵抗力，故稱非特異性免疫力，如皮膚、粘膜的屏障作用，白細胞的吞噬作用等。特異性免疫是後天獲得的免疫能力。比如，小孩得過一次痲疹，一般就不會再得第二次了。這種免疫力有很強的針對性，所以叫特異性免疫。預防接種就是用接種疫苗的方法使人體獲得特異性免疫力，以預防傳染病的有效措施。

㈡小兒免疫系統的特點

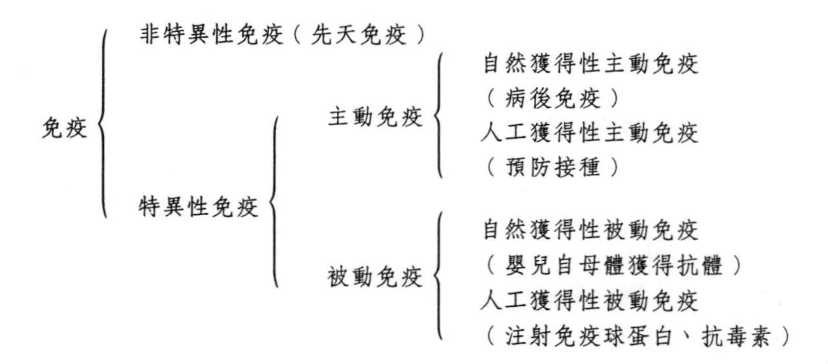

1. 非特異性免疫功能尚未完善

小兒的先天免疫不如成人，如皮膚的屏障作用、白細胞的吞噬作用等均比成人差。應該為兒童提供合理的營養，組織適當的鍛鍊，培養兒童養成良好的衛生習慣，增強體質，以提高非特異性免疫功能。

2. 對傳染病缺乏免疫力

小兒對多數傳染病易感，預防接種是保護易感兒的重要措施。家長應配合托幼機構和防疫部門，按免疫程序為兒童進行計劃接種。

3.免疫功能異常的表現

免疫反應適當對機體是有利的。若免疫反應過分或不足就會引起各種各樣的疾病。免疫反應過分稱為變態反應（過敏反應）；免疫反應不足，使機體缺乏免疫力，可重複發生感染。

(1)變態反應：

當機體受到某種抗原物質的刺激後，就處於反應性增高的敏感狀態（致敏機體）。當致敏機體再次接觸抗原物質時，就有可能出現變態反應。

能引起機體變態反應的物質稱為過敏原。微生物、動物皮毛、食物、藥物、花粉、油漆等均可成為過敏原。有過敏體質的人接觸過敏原，就可引起機體一系列的損害。如，有的人吃了魚、蝦、雞蛋等以後，發生蕁痲疹或嘔吐、腹痛、腹瀉；有人聞到生漆後發生浮腫；有人吸入花粉、灰塵後發生支氣管哮喘；有人注射青霉素後發生過敏性休克等。另外，機體感染了溶血性鏈球菌之後，可發生急性腎炎、風濕性關節炎等變態反應性疾病，這類變態反應性疾病多發生在三歲～八歲的兒童，預防猩紅熱、膿疱瘡，徹底治療急性扁桃體炎，可以減少這類變態反應疾病的發生。

(2)免疫功能不全：

因機體缺乏特異性免疫反應，而導致的各種疾病。比如，與遺傳有關的先天性無丙種球蛋白症；後天獲得的免疫缺陷病，如愛滋症（AIDS）等。

九、眼睛——視覺器官

㈠眼睛的結構和視覺的形成

1. 眼睛的結構

眼睛由眼球及其附屬部分組成。眼球可分為眼球壁和內容物兩部分。眼球壁由三層膜組成。外膜：前面是透明的角膜，位於眼球前面正中央；後面是堅韌的鞏膜。角膜無色透明，可透過光線。鞏膜有保護眼內容物的功能。中膜：虹膜在前，虹膜中央的圓孔叫瞳孔。虹膜的顏色因人種而異，我們常說的「黑眼珠」、「藍眼珠」，其實就是虹膜的顏色。虹膜的後面是脉絡膜，它們都不透光，使眼球內部成為一個暗室。脉絡膜前部增厚，為睫狀體，內有睫狀肌，可收縮、舒張，以調節晶狀體的凹凸度。內膜：即視網膜，含有感光細胞，能感受光的刺激。

眼內容物中，房水充滿角膜與虹膜之間，是影響眼內壓的主要因素。晶狀體是雙凸透鏡似的透明體，借助懸韌帶與睫狀體相連。晶狀體富於彈性，它的曲度可以被調節。視近物時，睫狀肌收縮，懸韌帶放鬆，晶狀體變凸；而視遠物時則相反。這就使「遠在天邊，近在眼前」的物體，都能「盡收眼底」。晶狀體後面的眼球腔內，充滿著透明的膠狀物，稱玻璃體。玻璃體除有一定的屈光作用外，主要起支持作用。

眼的附屬部分包括眼瞼、結膜、淚器、眼外肌和眼眶。眼瞼時時開閉，使淚液濕潤眼球表面並除去灰塵、細菌。睡眠時眼瞼閉合，可以減少淚液蒸發，並阻擋光線，使視覺器官和視覺中樞休息。結膜是一層薄而透明的粘膜，覆蓋在鞏膜和眼瞼內面。淚器包括淚腺、鼻淚管等。眼外肌共六條，管理著眼球的運動。

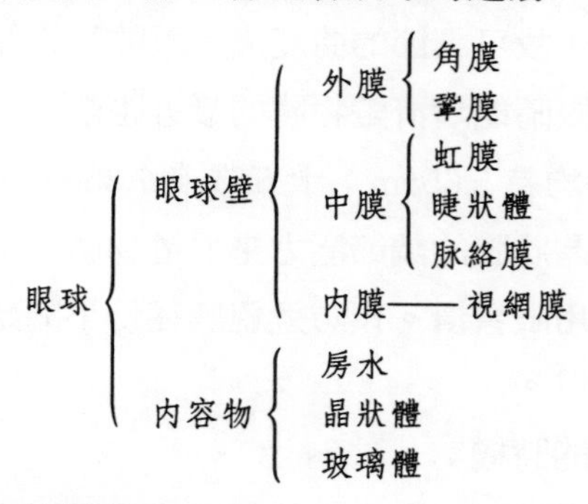

2. 視覺的形成

物體發出的光線經過角膜、房水、晶狀體、玻璃體等折光系統的折射，在視網膜上形成物象。視網膜中的感光細胞受光的刺激以後，產生神經衝動，通過視神經將衝動傳至大腦皮層的視覺中樞，產生視覺。

由於人類的兩眼位於頭部正前方，兩眼可同時注視一個物體，但從兩個不同的位置「掃描」，被注視的物體就在兩眼的視網膜上形成有微小水平偏差的物象，即視差。視差是深度信號，經過大腦的分析處理，就產生立體感。立體視覺使人能感知物體的三維空間，如大小、高低、寬窄、凹凸以及遠近等。由於眼睛能有立體視覺，眼手精巧地配合，就能更好的適應周圍的環境或從事精細的勞動。

㈡小兒眼睛的特點

1. 生理性遠視

小兒的眼球正值發育過程中，眼球的前後距離較短，看近處物體時，物象落在視網膜的後面，為生理性遠視。隨著年齡增長，眼球逐漸發育，一般到五歲左右，就可以有正常的視力了。

2.晶狀體彈性好

小兒晶狀體的彈性好，故可調節的曲度大。眼的最大調節能力可用「近點距離」來表示（眼睛能看清楚物體的最近距離）。例如，七歲兒童，眼的近點距離平均為 5.65cm；十五歲為 7.35cm。當眼物距離很近時，小兒可以運用晶狀體的調節能力來看清物體，這就使小兒容易養成視物過近的不良用眼習慣。預防近視應從幼小開始，應讓兒童從小養成良好的用眼習慣。

3.學齡前是治療弱視的時機

弱視不是人們常說的屈光不正，它是指單眼或雙眼的視力低於正常，但配戴矯正眼鏡，不能提高視力。弱視的發病原因複雜，除斜視可致弱視，兩眼屈光參差較大或先天性眼瞼下垂等均可為病因（詳見第七章第三節）。治療弱視宜早，若能在七歲前得到合理的治療，有希望使弱視眼的視力提高，恢復雙眼單視功能，不至於成為「立體盲」。「立體盲」因為缺乏立體視覺，難以完成需要精細分辨能力的工作，也不能準確地判斷物體的方位，使日後的生活、工作受到影響。

十、耳——聽覺器官（兼司平衡）

(一)耳的結構和功能

耳分外耳——聚音裝置，中耳——傳音裝置，內耳——感音裝置，三部分。

1.外　耳

包括耳廓和外耳道。外耳道內側端與中耳交界處有一層薄膜，叫鼓膜。外耳道皮膚內腺體的分泌物和脫落的上皮細胞混合在一起，叫耵聹，俗稱耳屎。

2.中　耳

包括鼓膜、鼓室和聽小骨。聲波振動帶動鼓膜振動，鼓膜振動又帶動聽小骨，將聲音放大並傳向內耳。

鼓室的前下方有一條管道與鼻咽部相通，稱咽鼓管。該管平時閉合，當吞咽或打呵欠時開放，咽鼓管的開、閉，可調節鼓室內、外的氣壓，保證鼓膜能正常的振動。

3.內　耳

由耳蝸、前庭和半規管組成，可以感受聲音和維持身體平衡。耳蝸形如蝸牛殼，內有聽覺感受器。聽小骨振動將內耳的淋巴液激起波紋，無數聽細胞好似垂在水面上的柳枝，受到振動，產生神經衝動，經聽神經傳至大腦皮層的聽覺中樞，產生聽覺。

㈡小兒耳的特點

1.耳廓易受凍傷

因耳廓皮膚薄，皮下組織少，血管表淺，受寒易生凍瘡，雖天暖可自癒，但易復發。冬季應注意保暖。

2.外耳道易生癤

常因眼淚、臟水等流入外耳道，或因掏耳屎損傷了外耳道的皮膚而引起感染。外耳道癤有明顯的疼痛，可使嬰幼兒煩躁不安。

3.咽鼓管與成人不同

小兒的咽鼓管較成人的短而寬，且呈水平位。當鼻咽部有炎症時，細菌容易通過咽鼓管進入中耳，而引起中耳炎。

十一、人體的司令部——神經系統

(一)神經系統概述

神經系統是統帥和管理其它器官、系統活動的「司令部」。在它的調節下，人體成為統一的整體。

- 神經系統
  - 中樞神經系統
    - 腦
      - 大腦
      - 腦幹（包括間腦、中腦、橋腦和延髓）
      - 小腦
    - 脊髓
  - 周圍神經系統
    - 軀體性神經
      - 腦神經12對
      - 脊神經31對
    - 植物性神經
      - 交感神經
      - 副交感神經

1.神經系統的組成

神經系統由中樞神經和周圍神經兩部分組成。

大腦分左右兩個半球。大腦半球表面的皮層內有許多中樞，如運動中樞、感覺中樞、視覺中樞、聽覺中樞等。大腦是進行思維活動和產生意識的物質基礎。

腦幹中有一些調節人體基本生命活動的中樞，如延髓中有調節心臟血管活動的心血管運動中樞，調節呼吸運動的呼吸中樞等，所以延髓被稱為生命中樞。

小腦對軀體運動具有調節作用。

脊髓則溝通軀體、內臟與大腦之間的聯繫，傳遞它們之間的信息。

周圍神經把中樞神經與全身各器官聯繫起來。腦神經支配頭部各器官的運動，並接受外界的信息，使人能「眼觀六路、耳聽八方、舌嚐美味、鼻嗅芳香」，以及做出喜、怒、哀、樂等表情。脊神經主要支配四肢和軀幹的運動和與它們有關的感覺。植物神經分布於內臟，每個臟器都受交感神經和副交感神經的雙重支配，但兩者的作用相反。比如，副交感神經興奮，消化管的運動加強、消化腺的分泌增加；交感神經興奮，則相反。人在情緒緊張或生氣時，交感神經興奮，所以就有了「氣飽了」這一說。

2. 神經系統結構與功能的基本單位

神經細胞（神經元）是神經系統結構與功能的基本單位。它由胞體和突起組成。胞體是神經細胞的代謝和營養中心。突起可分為軸突和樹突。樹突短、分支多，接受傳來的衝動。每個神經細胞只有一個軸突，向外傳出神經衝動。在腦神經和脊神經軸突的外面，包著一層髓鞘，就像電線銅絲外面包著的絕緣外皮，髓鞘能防止神經衝動泛化，使反應更準確、更迅速。

3. 神經系統的基本活動方式——反射

人體通過神經系統對外界的和內部的刺激作出的反應，叫反射。反射可分為條件反射和非條件反射兩大類。非條件反射是生下來就具備的本能，是較低級的神經活動。例如，食物送入口腔就反射性的引起唾液分泌，就是一種非條件反射。條件反射是後天獲得的，它建立在非條件反射的基礎上，是高級神經活動。比如，「望梅止渴」，看見食物就流唾液，就是一種條件反射。條件反射提高了人適應環境的能力。

4. 睡眠——保護性抑制

有規律的、充足的睡眠是生理上的需要，使人體的精神和體力得到恢復，以便在睡眠後保持良好的覺醒狀態。在整個睡眠過程中，有兩種眼睡眠狀態交替出現，即動眼睡眠與非動眼睡眠。在動眼睡眠狀態，眼球在眼瞼下呈快速轉動，肌肉可有小抽動，人多處於夢境。在非動眼睡眠狀態，眼球不出現快速轉動，也不做夢。人醒來，認為自己是不是做了夢，要看是處在哪種眼眠狀態醒來的。處在動眼睡眠狀態醒來，往往會說：「我做了個夢，夢見……」；處於非動眼睡眠狀態醒來，常會說：「我一宿兒沒做夢，睡得真香」。

㈡小兒神經系統的特點

1.神經系統發育迅速

在胎齡三個月時，神經系統已具雛形。出生前的半年和出生後的一年之間，是腦細胞數目增加的主要時期。以後，腦細胞的數目雖無明顯增加，但細胞的結構日益完善，表現在神經細胞突起的分支增多、長度增加。如果說剛出生嬰兒的神經細胞還像根光禿禿的小樹苗的話，那麼到兩歲左右，神經細胞就已經發育成一棵枝葉茂盛的小樹了。腦的迅速發育還可以從腦重量的變化上得到反映。新生兒腦重約350克，一歲時腦重約950克，六歲時腦重已將近1,200克，成人腦重約1,500克。

出生時，許多神經細胞的軸突還沒有完成「髓鞘化」，好比一束銅絲，給其中一根通電，會串到另外的銅絲上去，這種現象稱為「泛化」，表現為新生兒的動作既不準確，反應速度也慢。隨著年齡增長，軸突外包裹上絕緣的髓鞘，小兒的動作也就準確、迅速得多了。

出生時，脊髓已基本發育完善，這就為呼吸、循環、消化、排泄等生命活動的進行提供了保證。

出生後約三年左右小腦可基本發育完善，三歲以後的孩子在維持身體平衡和完成精細動作方面有了明顯的進步。

2. 易興奮、易擴散

三歲以下小兒，大腦皮層的興奮過程占優勢，抑制過程相對較弱，因此容易興奮、激動，但興奮很快擴散，不能較長時間的集中注意力在某一件事情上。三歲以後，興奮和抑制過程都有所加強，尤其抑制能力的發展是大腦功能日趨成熟的重要標誌之一。因此，小兒能更好地控制自己的行為，並提高對外界信息的分析、鑒別能力。

3. 腦組織對氧的需要量大

腦細胞工作要消耗氧氣（簡稱耗氧量），小兒腦細胞的耗氧量相對較成人多，腦耗氧量約占全身耗氧量的 1/2，成人僅為 1/5。小兒對缺氧格外敏感，若空氣污濁、氧氣不足，小兒會很快出現頭暈、無力等現象。若長時間處於空氣污濁的環境中，將影響腦的發育。

4. 容易形成動力定型

當各種內部和外部的刺激依一定的順序，不變地重複多次之後，大腦皮層的興奮和抑制過程在時間、空間上的關係就固定下來，前一種活動成為後一種活動的條件刺激，這種在一定條件下形成的，依照一定順序作出的反應也就越來越恆定和精確，就叫「動力定型」（一般稱為習慣）。一切生活習慣的培養和技能的訓練（如看書、寫字、彈奏樂器、學習外語、體育運動以及生活習慣等等）都是動力定型的形成過程。對小兒來說，生活有規律，建立起動力定型，神經細胞就能以最經濟的消耗，收到最大的工作效果。例如，小孩每天的生活有規律，形成習慣，做起來就會很自然，不費力，在固定的時間吃、玩、睡，小兒就會吃得香、玩得歡、入睡快，有益於健康。年齡愈小，機體的可塑性愈大，愈容易建立動力定型。已經形成習慣的生活秩序，不要輕易改變，以免加重大腦神經細胞的負擔。

5.需要較長的睡眠時間

小兒神經系統的發育還不成熟，容易疲勞，需要較長的睡眠時間進行休整。除了要有足夠的睡眠時間，還應注意小兒睡眠的質量，應該入睡快、睡得踏實。安排小兒睡眠要準時，否則玩得太累了，反而會「困鬧」，難以入睡。不要讓孩子養成非得有人陪著，或非得拍、搖、抱才睡的毛病。不要蒙頭睡，頭蒙在被窩裡，吸不到新鮮空氣。幼兒睡前不要再吃零食，晚飯不宜吃得太飽或過於油膩。睡前不應太興奮。不應該用嚇唬的辦法讓孩子閉眼睡覺。

十二、幼稚的生殖系統

㈠生殖系統概述

生殖系統擔負著繁衍的功能，它是人體兩性間差別最大的系統。生殖系統包括內生殖器和外生殖器。前者是指位於盆腔之內、在體表看不到的生殖器官；後者是指在體表可以見到的結構。

女性生殖系統：內生殖器包括卵巢、輸卵管、子宮、陰道。外生殖器包括陰阜、大陰唇、小陰唇、陰蒂、前庭大腺等。

男性生殖系統：內生殖器包括睪丸、附睪、精囊和前列腺等。外生殖器包括陰囊、陽莖。

㈡小兒生殖系統的特點

兒童時期，性腺處於基本靜止的狀態，生殖器亦為幼稚型。直至青春萌動，性腺加速發育，生殖系統才漸趨成熟。

第二節 生長發育

「生長」是指整個身體和器官可以用度量衡測量出來的變化；「發育」是指細胞、組織、器官、系統功能的成熟。

生長發育包含著機體質和量兩方面發育過程的動態變化。比如，大腦在增加重量的同時，皮層的記憶、思維、分析的功能也在不斷地完善。又如，隨著腸道長度和胃的容積的不斷增加，消化道的功能也在日趨完善。

人體的生長發育同其它事物一樣，也有自身的客觀規律。這個規律是正常人體在一定生活條件下生長發育的必然趨勢和本質聯繫。

了解兒童生長發育的特點，對於做好早期教育有著重要的意義。認識、掌握兒童生長發育的規律，就可以積極創造各種有利條件，以增進身體健康。

一、生長發育的一般規律

(一)生長發育既有連續性又有階段性

人體的生長發育從卵細胞受精到發育成熟，是一個長達二十年左右的連續、統一的過程。而生長發育又有一定的階段性，每一階段都具有一定的特點。前一階段與後一階段是彼此相互關聯的，若某一階段的發育受到障礙，將會給後一階段的發育造成不良的影響。

從乳兒上肢動作的發展來看，有一定的程序，最初上肢只有無意識的活動，手幾乎不起什麼作用，然後學會大把抓，最後才學會用拇指和食指拿細小的物件。

又如乳兒學走以前，一定要先學會站；學站以前要先會坐；會坐以前，一定要先能把頭抬起來，可見成長發育是有一定程序的，表現出階段性。

在乳兒逐漸學會抬頭、坐、爬、站立、行走等動作的過程中，乳兒學會爬的動作，可為站立和行走打下基礎。據美國哈佛地區的乳兒動作發育調查，在一歲半尚不能獨自走五步的小兒中，多數是沒學會爬，而習慣坐著往前蹭的孩子，這些孩子不僅走路晚，而且姿勢不好。

㈡生長發育的速度是波浪式的

兒童生長發育速度不是直線上升的，而是呈波浪式的，有時快些，有時慢些。

胎兒時期身長、體重的增長在一生中是最快的階段。兒童生後頭兩年的身體增長速度仍比後幾年快，第一年內，身長增長 20 厘米～25 厘米，增長值為出生時身長（50 厘米）的 50%; 體重增加 6 公斤～7 公斤，為出生時體重（3 公斤）的二倍。無論身長、體重在第一年都是出生後增長最快的一年。第二年內，身長增加 10 厘米，體重增加 2.5 公斤～3.5 公斤，速度也是較快的。二歲以後，增長速度急劇下降，身長每年平均增加 4 厘米～5 厘米；體重每年增加 1.5 公斤～2 公斤，保持相對平穩、較慢的速度，到青春發育期才再出現第二次突增。

在生長發育過程中，身體各部分發育的比例是不同的，即從胎兒時一個大的頭顱（占身長的1/2）、較長的軀幹和短小的雙腿，發育到成人時較小的頭顱（占身長的1/8）、較短的軀幹和較長的下肢。一個人從出生到發育成熟，頭部只增大了一倍，而軀幹卻增長了兩倍，上肢增長了三倍，下肢增長了四倍。

㈢身體各系統的發育是不均衡的，但又是統一協調的

在某一年齡階段，人體各系統的發育是不均衡的。神經系統，尤其是大腦，在胎兒期和出生後發育一直是領先的。出生時腦重約350克，相當於成人腦重的25%；六歲時，腦重已相當於成人的90%。兒童在這五、六年中，由於大腦發育迅速，各種生理機能，語言發展和動作發展也是比較快的。

淋巴系統的發育在出生後特別迅速，這是因為兒童時期機體對疾病的抵抗力弱，需要淋巴系統來進行保護。十歲以後隨著其它各系統的逐漸成熟和對疾病抵抗力的增強，淋巴系統的功能逐漸減退。

生殖系統在童年時期，幾乎沒有什麼發展。

身體各系統的發育時間和速度雖然各有不同，但機體是統一的整體，各系統的發育是互相聯繫、互相影響、互相制約的。例如、體育鍛鍊不僅能促進肌肉、骨骼的發育，而且也能促進神經系統的發育；神經系統的發育，又可以更好地協調運動系統的活動。

㈣每個兒童的生長發育有他自己的特點

由於先天遺傳以及先天、後天環境條件的差異，個體發育不可能一致，必然呈現出高矮、胖瘦、強弱，以及智力的不同。

在評價某一兒童的生長發育狀況時，應將他以往的情況與現在的

情況進行比較，觀察其發育動態才更有意義。

應儘可能改善兒童的後天環境條件，使每個兒童都能充分發揮他們的遺傳潛力，發育到他自己可能達到的水平。

二、影響生長發育的因素

兒童的生長發育過程是個體在先天遺傳和後天環境中各種因素相互作用的結果。遺傳決定機體發育的可能範圍，而環境、教育則影響遺傳潛力的發揮，以至決定發育的速度及達到的程度。

㈠遺傳因素

遺傳在兒童生長發育中的作用，應當予以肯定。據對單卵雙胎的研究，單卵雙胎間身高的差別很小，頭圍測量值也很接近，說明骨骼系統發育受遺傳因素影響較大。相反，體重卻易受環境因素的影響。

在良好的生活環境影響下的兒童，其成年身高在較大程度上取決於遺傳。一般父母高的子女也高；父母矮的子女也矮。這就為身高預測創造了條件。子女達到成人時的身高可用下列公式來計算：

$$\text{兒子成人時身高（cm）}=\frac{（\text{父身高}+\text{母身高}）}{2}\times 1.08$$

$$\text{女兒成人時身高（cm）}=\frac{（\text{父身高}\times 0.923+\text{母身高}）}{2}$$

㈡營　養

兒童必須不斷由外界攝取各種營養素，尤其是足夠的熱量、優質的蛋白質、各種維生素和礦物質等作為生長發育的物質基礎，營養合理才能促進生長發育。

兒童營養調查資料證實，營養豐富且平衡的膳食能促進生長發育；反之，營養缺乏的膳食不僅會影響發育，而且會導致疾病。長期營養不良，則會影響骨骼的增長，致使身體矮小。

在集體兒童機構，是否能根據兒童的營養需要、收費標準、市場供應等情況進行計劃膳食，將直接影響兒童的體格發育。

㈢體育運動和勞動

體育運動和勞動是促進兒童身體發育和增強體質的重要因素。運動可以加快機體的新陳代謝，提高呼吸系統、運動系統和心血管的功能，尤其能使兒童的骨骼和肌肉得到鍛鍊。

㈣生活制度

合理安排有規律有節奏的生活制度，可以保證兒童有足夠的戶外活動、適當的學習時間、定時進餐及充分的睡眠。在合理的生活制度下，兒童身體各部分包括大腦皮層在內，活動與休息都能得到適宜的交替，身體的營養消耗也可得到及時的補充，這將有利於促進兒童的生長發育。若兒童能從小養成良好的飲食、起居習慣，必將終生受益。

㈤疾　病

兒童生長發育可受各種疾病的直接影響。影響程度決定於病變涉及的部位、病程的長短和疾病的嚴重程度。疾病可以干擾正常的能量代謝，尤其體溫過高時，可使酶系統正常功能受到影響，代謝率升高，增加各種營養物質的消耗。有些疾病還能嚴重影響器官和系統的正常功能，如急性胃腸道疾病對消化吸收能力有明顯的干擾。營養不良不僅使體重減輕，而且可推遲語言和動作的發展。有些傳染病，如流行性腦脊髓膜炎、流行性乙型腦炎、脊髓灰質炎等，不僅威脅兒童的生命，還可造成嚴重的後遺症。

嚴重的慢性疾病對兒童生長發育也有明顯的影響，如鈎蟲病、結核病等。還有一些慢性病，如慢性扁桃體炎、慢性氣管炎等，則會影響兒童的活動能力，進而使其生長發育受到影響。

因此，積極防治兒童常見疾病，對保證兒童正常發育是十分重要的。

㈥環　境

1. 生活環境

生活環境直接影響著兒童的生長發育。

國內外一些調查表明，在同樣的經濟條件下，家庭人口的多少，尤其是子女的多少，對兒童生長發育有一定的影響。在多子女的家庭中，兒童的體格發育相對較差。

2. 其它環境因素

季節對生長發育也有一定的影響，一般地說，春季身高增長較快，秋季體重增長較快，這些都是多種因素綜合影響的結果。

大氣、水和土壤中有害物質的污染，以及噪音的危害，對兒童生長發育都有不良的影響，應引起人們足夠的重視。

三、生長發育的評價指標

㈠生長發育形態指標

生長發育形態指標是指身體及其各部分在形態上可測出的各種量

度（如長、寬、圍度以及重量等）。最重要和常用的形態指標為身高和體重。此外，代表長度的還有坐高、手長、足長、上肢長、下肢長；代表橫徑的有肩寬、骨盆寬、胸廓橫徑、胸廓前後徑；代表周經的有頭圍、胸圍、上臂圍、大腿圍、小腿圍；代表營養狀況的有皮褶厚度等。

下面介紹常用的幾項形態指標：

1.身　長

它是生長長度的重要指標，也是正確估計身體發育特徵和評價生長速度時所不可缺少的根據。

2.體　重

體重是指人體的總重量，在一定程度上代表兒童的骨骼、肌肉、皮下脂肪和內臟重量及其增長的綜合情況。從體重、身高可以推測兒童的營養狀況。

3.頭　圍

表示顱及腦的大小與發展情況，是六歲以下兒童生長發育的重要指標。

4.胸　圍

表示胸廓的容積以及胸部骨骼、胸肌、背肌和脂肪層的發育情況，並且在一定程度上表明身體形態及呼吸器官的發育狀況。

出生時新生兒的頭圍大於胸圍。小兒到一歲左右，胸圍趕上頭圍。若小兒超過一歲半，胸圍仍小於頭圍，則說明生長發育不良。

㈡生長發育生理功能指標

生長發育的生理功能指標是指身體各系統各器官在生理功能上可測出的各種量度。握力和背肌力為骨骼肌肉系統的基本指標；肺活量則為呼吸系統的基本指標；脈搏和血壓為心血管系統的基本指標。

四、評價「標準」的制訂及評價方法

㈠生長發育標準

生長發育標準是評價個體或集體兒童生長發育狀況的統一尺度。一般通過對兒童一次大數量的（橫剖面）發育調查，搜集某幾項發育指標的測量數值，經過統計整理，所獲得的資料即是讓地區個體和集體兒童評價的標準。一般來說，生長發育標準都是相對的、暫時的，只能在一定地區及一定的時間內使用。鑒於近百年來世界上很多地區的兒童，均出現「生長發育的長期加速趨勢」（是指兒童生長速度加快、發育和成熟提前、成年身高增加以及壽命延長等現象），每十年各項生長發育指標就有顯著差異，因而生長發育標準應每五年～十年修訂一次。

㈡發育離差評價法

發育離差評價法是發育評價法中的一種，是將個體兒童的發育數值和標準的均值與標準差相比較，來評價個體兒童發育狀況的一種方法。

正常兒童的生長發育狀況多呈正態分布，而且它的範圍又與均值及標準差呈一定的關係：68.3％的兒童發育水平在均值±1 個標準差範圍內；95.4％的兒童在均值±2 個標準差範圍內；99.7％的兒童在均值±3 個標準差範圍內。這說明兒童的發育水平比較集中地分布在均值的上下，離均值越遠者越少。

以均值和標準差來評價兒童的生長發育，比單用一個均值更加準確，更為合理。

常用的方式有：發育等級評價法、發育曲線圖評價法、體型圖評價法、費爾時綜合評價法等。

一般常用五等級評價標準（見表1-6）。

表1-6　五等級評價標準表

等　級	標　　準
上　等	$\overline{X}+2S$以上
中上等	$\overline{X}+S$到$\overline{X}+2S$
中　等	$\overline{X}+S$到$\overline{X}-S$
中下等	$\overline{X}-S$到$\overline{X}-2S$
下　等	$\overline{X}-2S$以下

等級評價法常用的指標是身高和體重。個體兒童的身高、體重數值，在均值±2個標準差（即$\overline{X}\pm2S$）範圍以內，可視為正常，大約95%的兒童均屬此列。但在$\overline{X}\pm2S$以外的，也不能一概肯定為異常，需要定期連續觀察多次，並結合體格檢查作出結論。

若兒童體重連續幾個月下降，則需作深入調查，在排除疾病後，則要了解其營養狀況。體重高於$\overline{X}+2S$者，可能是營養良好的表現，但也可能是肥胖症。

在集體兒童機構，可先評定出每個兒童各項指標的發育等級，然後統計每項指標中各發育等級的人數和占集體總數的百分比，從而看出不同發育水平的比例，這對評價集體兒童的營養水平、健康和發育狀況有一定價值。

等級評價法的優點是方法簡單，但無法對個體兒童的發育勻稱程度作出正確判斷，同時也不便於對兒童的發育動態進行追踪觀察。

發育曲線圖評價法是根據離差法的原理，將當地不同性別不同年齡組兒童某項發育指標的均值、均值±1個標準差和均值±2個標準差，分別標在坐標紙上，連成5條曲線，作為評價個體兒童發育的標準。然後將某個兒童的發育指標實測值，分別按年齡標在曲線圖上，就能根據它所處的位置確定其發育等級。例如，某兒童的身高實測數值位於 $\overline{X}+2S$ 曲線以上者為上等；位於 $\overline{X}+S$ 到 $\overline{X}+2S$ 之間者為中上等；位於 $\overline{X}+S$ 到 $\overline{X}-S$ 之間為中等；位於 $\overline{X}-S$ 到 $\overline{X}-2S$ 曲線之間為中下等；位於 $\overline{X}-2S$ 以下者為下等。

若將個體兒童在不同年齡時期所測量的數值分別標在圖上並連成曲線，這樣既能看出該兒童各個時期的發育水平，又能了解其發育速度的快慢和發育的趨勢，以便對兒童生長發育進行動態觀察。

也可利用曲線圖評價集體兒童的發育情況，可將該地區同性別兒童某項發育標準的均值按不同年齡標在坐標紙上，繪成標準曲線圖。再標出集體兒童各年齡組該項指標的均值，並連成曲線，通過比較兩曲線的高低，即可知道集體兒童的發育等級。

㈢百分位數評價法

該法是以某發育指標（如身高、體重等）的第50百分位數為基準值，以其他百分位數為離散距所制成的評價生長發育的標準。通常以3、10、25、50、75、90、97（以 P_3、P_{10}……表示）等7個百分位數值來劃分發育等級。

同一地區，每項發育指標都有城市男、城市女、鄉村（或郊區）男、鄉村（或郊區）女，四種標準。評價時，只需把某項指標的實測值與相應標準進行比較，根據實測值在標準表中所處的百分位數就可評出等級。

百分位數的五等級評價標準見表 1-7。

表 1-7　百分位數的五等級評價標準

等　級	標　準
上　等	$>P_{90}$
中上等	$P_{75}\sim P_{90}$
中　等	$P_{25}\sim P_{75}$
中下等	$P_{10}\sim P_{25}$
下　等	$<P_{10}$

五、粗略的評價方法

㈠體　重

1. 按體重增長的倍數來計算

已知出生體重，小兒六個月時體重為出生體重的 2 倍左右；周歲時約 3 倍；二歲時約 4 倍；三歲時約 4.6 倍。

2. 按體重增長的速度來計算

小兒在最初三個月內，每周體重增加 200 克～180 克；三個月～六個月每周增加 180 克～150 克；六個月～九個月每周增加 120 克～90 克；九個月～十二個月每周增加 90 克～60 克。

3. 按公式推算

出生體重按 3,000 克計算。

六個月以內體重＝出生體重＋月齡×600（克）

七個月至一歲體重＝出生體重＋月齡×500（克）

二歲～七歲體重＝年齡×2＋8（公斤）

㈡身高（3歲以下為身長）

1.按身高增長的倍數來計算

出生身長按50厘米計算；周歲時身長為出生身長的1.5倍；四歲時身高為出生身長的2倍。

2.按身高增長的速度來計算

一個月～六個月的小兒，平均每月身長增長2.5厘米；七個月～十二個月平均每月增長1.5厘米；周歲時達75厘米；二歲時達85厘米。

3.按公式推算

兒童二歲以後，平均每年身高長5厘米。

二歲～七歲身高＝年齡×5＋75（厘米）

㈢頭　圍

新生兒平均頭圍34厘米；周歲時45厘米；二歲時47厘米；三、四歲兩年共長1.5厘米，以後則增長更少。

㈣胸　圍

胸圍在出生後第一年增長最快，共增加12厘米；第二年增加3厘米；以後每年約增加1厘米。

第三節

幼兒的心理發展特點

一、不同年齡階段的心理特點

㈠新生兒心理的發生

新生兒期是指從出生至生後二十八天這段時間。新生兒期是兒童心理的發生期，是心理發展的起點。新生兒開始獨立地直接與外界環境發生連係。

1. 新生兒的無條件反射

新生兒具有吸吮、抓握、防御、眨眼、吞咽、噴嚏等無條件反射，這些本能保證了新生兒最基本的生命活動。但無條件反射的種類有限，而且非常固定，只有當某種特定的刺激在特定的情況下出現，才能引起特定的反應，因而局限性很大，適應性很低。

2. 條件反射的出現和心理的發生

實驗表明，出生後兩周左右的新生兒就開始產生明顯的條件反射。比如，母親在哺餵嬰兒的過程中，在把乳頭送到孩子嘴裡之前，先要採取一定的餵奶姿勢。在多次重複之後，剛一採取餵奶姿勢，孩子就「知道」要有奶吃了，小嘴就在尋找奶頭，這意味著最初的條件反射形成了，嬰兒已經在調節自己的行為去適應環境。當然，這時的條件反射形成的速度慢、不穩定、不易分化。但這無疑是兒童心理發生的標誌。

㈡乳兒期的心理特點

兒童從出生到一歲的這一心理發展階段叫乳兒期，又叫嬰兒早期，這是整個兒童期內身心發展最快的時期。

1. 動作的發展

心理的發展離不開人的活動，人的活動又是在大腦的支配下，通過動作來完成的。因此，乳兒動作的發展是心理發展水平的一項指標。

⑴從整體動作到分化動作：

兒童最初的動作是籠統的、散漫的整體動作，「牽一髮而動全身」。以後，逐漸分化為局部的準確的專門化動作。

⑵從上部動作到下部動作：

乳兒最先發展起來的是頭部動作，然後自上而下，學會俯撐、翻身、坐、爬、站，最後才學走路。

⑶從大肌肉動作到小肌肉動作：

大肌肉動作比小肌肉動作發展早。表現為兒童軀幹的動作比四肢動作發展早，手指動作發展最遲。

⑷從無意動作到有意動作：

乳兒的動作起初是無意的，當他做出各種動作時，既無目的也不知道自己在幹什麼。以後逐漸出現有目的的動作。

2. 交往行爲的發展

二、三個月的乳兒，即可出現明顯的交往行為——「天真活躍反應」。當成人的臉出現在乳兒的視野中，他便中止原來的動作，注視著成人的臉，並手舞足蹈，表現出歡愉的樣子。

半歲左右，乳兒開始主動地與成人交往，無人理睬他時，就以哭來呼喚成人。在與成人交往中，乳兒開始學習語言。從七、八個月起，開始能對個別詞音形成條件反射，如聽到說「再見」，他會揮手。從九、十個月起，開始能模仿一些簡單的音節。

3. 心理活動的基本特點

在各種基本的心理活動中，感覺產生最早，知覺的產生大約在五、六個月。從三個月起能較集中地注意一件新鮮事物，到五、六個月已有了較穩定的注意，並已具有表情和情緒，這一切都為今後的心理發展奠定了基礎。

㈢嬰兒期的心理特點

嬰兒期又稱先學前期，指兒童從一歲到三歲的這一心理發展階段。

1. 動作的發展

一歲～三歲的兒童與一歲前相比，最明顯的特點是動作增多、熟練和複雜化。一歲～一歲半左右，學會獨立行走，二歲以後能跑、跳、爬高、越過小障礙。

一歲～三歲的兒童手的精細動作也發展起來，愛做事，初步學會使用工具和做遊戲。

2. 心理活動的基本特點

⑴言語真正形成：

在短短的二三年裡，兒童不僅能理解成人對他講的話，而且能夠運用口語比較清楚地表達自己的思想，同時，還能根據成人的言語指示調節自己的行為。

⑵思維能力出現：

思維是高級的認識活動，是智力的核心。一歲～三歲兒童的思維與對物體的感知和兒童自身行動分不開。

嬰兒已基本具備了各種形式的情緒，個性特徵開始萌芽，並且有了初步的道德判斷。注意和記憶在無意的基礎上萌發了有意的性質。

⑶自我意識萌芽：

在與他人交往中，在與客觀事物的相互作用中，嬰兒通過「人」與「我」、「物」與「我」的比較，逐漸認識到作為客體的外界事物和作為主體的自己，從而形成了對自己的認識，即自我意識，因此，「鬧獨立」和「愛做事」成了一歲～三歲兒童心理特點最突出的表現。

㈣幼兒期的心理特點

幼兒期又稱學前期，指三歲～七歲這一時期。由於大腦皮層興奮和抑制機能日趨平衡，第二信號系統進一步發展，幼兒與成人的交往增多，行為的自覺性逐步提高，使兒童有可能更好地控制和調節自己的行為。遊戲作為幼兒最主要的活動形式，在促進兒童心理發展中起著重要作用。幼兒期的心理特點可概括如下：

1. 具體形象思維仍占主導地位

幼兒主要是通過感知、依靠表象來認識事物的，因此思維很具體，很直接，他們還不會作複雜的分析綜合，只能從表面去理解事物，思維仍帶有直覺行動性。例如，幼兒知道 3 個蘋果加 2 個蘋果是 5 個蘋果，但如果直接問，3 加 2 等於幾？就可能難住他們。讓三四歲的幼兒說出某一小堆糖有幾塊，他們就用手一塊一塊地數才能弄清。隨著年齡的增加，初步的抽象概括思維開始發展，例如，五六歲的幼兒已掌握一些比較抽象的概念（如左、右），能對熟悉的物體進行簡單的分類（蘋果、梨、葡萄都是水果；汽車、飛機、輪船都是交通工具）。

2.控制和調節自己心理活動和行爲的能力仍然不強

幼兒的行動常常受情緒支配，控制和調節自己心理活動和行為的能力較差，因而行為表現出很大的不穩定性。例如，高興時聽話，不高興時說什麼也不聽。幼兒的情緒很容易受外界環境的影響，「破涕為笑」是常事。

3.個性傾向初步形成

幼兒無論是在興趣愛好方面、行為習慣、才能，以及對人對己的態度方面，都開始表現出自己獨特的傾向。五六歲的幼兒開始能夠控制自己，有了「主見」。對人、對己、對事開始有了相對穩定的態度和行為方式。有的熱情大方，有的膽小害羞，有的好動，有的文靜……雖然幼兒期的個性傾向還是容易改變的，但畢竟是一生個性的雛形。

二、各年齡階段心理衛生的要點

㈠初生～一歲的心理衛生

1.母乳餵養最好

母乳是乳兒最理想的營養品，母乳營養豐富、含有抗體、易消化、溫度適宜、新鮮乾淨且餵哺方便。

母乳餵養除了有利於乳兒身體發育，還為乳兒提供了精神食糧——母愛，這對乳兒的心理發育具有重要意義。在母親的懷抱中，邊吮吸香甜的乳汁，邊受到撫愛——母親的微笑、撫摸、喃喃細語，使乳兒心理感情上的需要也得到滿足，有利於他們健康情緒的發展。

2. 趴、爬好處多

孩子過了滿月，可於餵奶前趴一會兒，逐漸延長趴著的時間。趴著時，視野寬闊多了。

半歲左右可以訓練爬。爬，需要昂著頭、頸，挺著胸，抬起腰，用上下肢支撐身體，動作要協調、平衡。爬不僅是全身的活動，還為站立、行走打下了基礎。另外，爬行對乳兒的運動知覺、深度知覺、方位知覺等的發展都有積極作用。會爬以後，乳兒可以克服「距離」的障礙，主動接近玩具，從而得到更大的滿足和喜悅。

3. 逐漸培養乳兒進食能力

從四個月起，開始訓練乳兒用手扶著奶瓶；六個月～七個月時，可教乳兒自己拿著餅乾吃；八個月～九個月的乳兒，可訓練他坐在小椅內接受餵食。

添加輔食不僅培養了乳兒進食半流質和固體食物的能力，還為順利斷奶做了心理上的準備。五顏六色、味道各異的輔食，使乳兒沖淡了對母乳的依戀。

4. 養成良好的睡眠和排便習慣

足夠而香甜的睡眠，是保證乳兒身心健康的重要條件。要讓乳兒養成白天多玩會兒，晚上睡長覺的習慣。切忌養成需要不斷拍、搖、唱才能入睡的毛病。

三個月～四個月的乳兒可開始訓練在聽到「噓噓」聲時排尿。八個月以後可在大人照看下獨自坐便盆，不排便就起來，不要長時間在便盆上坐著。上述生活教養，有助於從小培養其生活自理和社會適應能力。

㈡一歲～三歲的心理衛生

1. 合理斷奶

著名心理學家朱智賢曾指出：「兒童從吃奶過渡到斷奶，他逐步學會吃普通食物，這無論在生理或心理發展上都有重大意義。」

為了順利斷奶，應避免單純哺母乳（或乳品）而不按月齡添加輔食。也不要採取突然斷奶的方式，如在乳頭上塗龍膽紫、抹辣椒水等方法，來「撲滅」孩子仍然強烈的吃奶慾望。要在按月齡加輔食的基礎上，逐漸用飯菜代替母乳，在1週～2週內斷完，使孩子有個身、心的適應過程。

另外，不宜超過兩歲仍不斷奶。斷奶過晚也對孩子的身心有不利的影響。

2. 讓孩子多活動手

曾有位教育家說過這樣一句話：「兒童的智慧在他的手指頭上。」

手的活動可以刺激相當大範圍的大腦皮層「手區」。腦的發育又使手的動作更加靈活、準確、精細。讓孩子有的可「擺弄」，在擺弄玩具中，感知物體的各種性狀，發展智力。多活動手，手巧心也靈。

3. 讓孩子早開口

一歲左右的嬰兒就能模仿著說出一些詞，家長要經常和孩子交談，以促進其口語的發展。

人們大都會有這樣的體會，語言發育較早、較快的孩子，智力發育也好一些，也就是說，嘴巧的孩子往往心眼兒也靈。嘴巧，是善於語言表達；心靈，則是思想敏捷。誘導孩子發音，訓練孩子早開口說話，不單是為了使孩子掌握語言的技巧，更重要的是發展孩子的智力。

4.保護要適度

三歲左右的小孩願意自己動手做一些事情，如自己吃飯、穿衣服、穿鞋、洗手等等。家長可以從旁幫助，但不要全部包辦。

過度保護加上溺愛，會使孩子任性、獨立性差，處處依賴大人，很難形成良好的社會適應能力。另一方面也應注意，一歲～三歲是情感發展的重要時期，缺乏照料，長期得不到母愛，即所謂「情感剝奪」，將會影響孩子的身心發育，所打下的烙印，甚至會影響終生。

㈢三歲～七歲的心理衛生

1.培養「角色」意識

要讓孩子懂得他應該扮演的「角色」。

「角色」一詞，本指演員扮演的劇中人物。當該詞被引入社會科學領域後，即指一定的身份和職能，和與之相聯系的權利和義務。兒童所扮演的「角色」，比起成人不僅數量少，且內容簡單。首先要讓孩子懂得，他在家裡是晚輩，應尊敬長輩，有禮貌、知謙讓、懂規矩，不應該任性，不該是「小皇帝」。在小伙伴當中，是「小朋友」，不該是「小霸王」，要友愛相處。

如果家長對孩子溺愛驕縱，姑息遷就，孩子不良的行為習慣則得到強化，將來到了社會上會令人生厭，不被社會所悅納，即使有良好的智力，也未必能成大業。

2.注意「性角色」的培養

嬰兒一出生，即可辨男女，這是生物學上的差別，稱為「性」。而一個人認為自己是男人還是女人，即「性自認」，並不都與「性」一致。極少數的人，明明是男性或女性，卻強烈、固執地認為自己是異性，並按異性的氣質、動作、習慣、服飾等去生活，形成「性自認倒錯」的性心理變態。究其原因，孩童時期的烙印是其重要的誘因。

原來，嬰兒出生後有個「性別化」的過程，即發展一種適合於自己性別的行為和個性。「性別化」的關鍵時期在五歲以前。若家長把男孩當女孩撫養（或者反之），久而久之，從他們（她們）的行為到內心世界都將進入異性的角色，將來就可能發展為性心理變態。

3. 讓家庭充滿笑聲

幼兒的神經系統還十分脆弱，疏泄心理緊張的能力還很差，特別需要更多的感受家庭的溫暖。

「家和萬事興」，在一個和睦的家庭裡，人們敬老愛幼，互相關心，互相愛護，這樣的家庭氣氛有利於幼兒心理健康。父母樂觀、愉快的情緒對孩子可以產生巨大的感染力。家庭需要笑聲，孩子更需要笑聲。

如果父母對子女的感情冷漠，家庭不和，家庭破裂，而孩子在感情上的需要又得不到補償，就會影響孩子的情緒以至性格。

另外，要讓孩子多與小朋友接觸，孩子們在一起玩就是學習，就是交際，就有樂趣。多接觸大自然、多開闊眼界，適當參加一些適宜的社會活動，可以增強孩子對社會的了解和適應能力。

4. 正確對待孩子的過失和錯誤

學齡前兒童經驗少、能力差，難免出現過失。在教育孩子時，家長要耐心、細心、心平氣和，不要傷害孩子的自尊心，更不能動輒斥責、打罵。在對孩子的教育上，家長要口徑一致，不能一方嚴加管教，一方袒護。

對孩子的過失缺乏諒解和循循善誘的態度，會促成兒童的反抗心理，你讓他往東，他偏要往西。你不許他這樣做，倒使他增強了這樣做的慾望，使錯誤的行為得到強化。

成人尚需「吃一塹，長一智」，孩子更是在過失和錯誤中不斷吸取教訓，增加見識的。

5.入學準備

從幼兒園升入小學，就將進入一個嶄新的環境。為了讓孩子能盡快適應新的環境，入學前要有準備。

小學生的生活規律和在幼兒園或家裡大不一樣。早上要早起，中午休息的時間短了，晚上要早睡，吃飯要按時。上了小學要更多的受到紀律約束，要遵守課堂紀律，要做值日等等。這對一直生活在家裡，沒入過幼兒園的孩子來說，確實要有個適應過程。如果孩子在家裡不受嬌慣，生活有規律，就能很快在入學後適應新環境，交上朋友，喜歡上學。如果太「獨」，沒人願意和他玩，又不適應早睡早起的生活，在紀律的約束下感到很緊張，新入學的一年級小學生就有可能產生心理衛生問題——「學校恐怖症」。所以，要有入學的準備過程，包括生活自理能力的培養，社會交往能力的發展，控制情緒的能力以及求知慾、性格和行為習慣方面的培養、教育。

Chapter 2

營養與健康

兒童正值長身體的時期，「吃得好」是保證他們健康成長的重要因素。若營養攝入不足，不僅會導致營養不良症，還會影響智力發展。若膳食結構不合理、營養過剩也可帶來各種營養症，如肥胖症等。所以安排兒童的膳食也要講究科學。

那麼，什麼叫「吃得好」呢？「吃得好」應符合以下幾方面的要求，也就是為兒童提供合理的營養：

㈠多樣、平衡、適度，按照兒童的營養需要合理地搭配食物，即「雜食」，使各種營養物質齊全、平衡。

中國最早的醫藥典籍《黃帝內經》中就指出了「五穀為養，五果為助，五畜為益，五菜為充」的膳食原則，這就是多樣、平衡。人們一向主張的「食不過飽」就是適度。

為什麼要強調「雜食」呢？因為沒有一種天然食品能含有人體所需要的全部營養物質。比如，說雞蛋的營養價值高，是指它所含的蛋白質說的；母乳是乳兒最理想的食品，但母乳含鐵極少；富強粉細膩、好吃，但缺少維生素 B_1。只有合理地搭配食物，才能滿足人體對各種營養素的需要。

㈡要從小培養兒童有良好的飲食習慣，有規律地進食，不挑食、不偏食、不貪食。

㈢為兒童提供的膳食，應適合他們的消化能力。

㈣講究食品衛生，嚴防食物中毒。

第一節

有關營養的基礎知識

一、「胖」並不等於健壯

平時人們看見胖娃娃總愛說：「多好呵，長得真胖」。有些家長也誤認為「長得胖」就是健壯。其實，肥胖對兒童的身心發育有不艮的影響。從乳兒時期就要預防肥胖症，因為「胖娃娃，胖下去，容易長成「胖墩兒」，兒童時期「胖墩兒」容易長成「胖人」。

那麼，孩子怎麼樣才能不胖不瘦呢？主要的是攝取的熱量與支出的熱量要達到平衡。另外，常測量體重，觀察體重增長是否正常，如果超重要及時採取措施。

㈠兒童對熱量的需要量

1.熱　量

人體每時每刻都在消耗能量，這些能量是由食物中的產熱營養素提供的。食物中能產生熱量的營養素有蛋白質、脂肪和碳水化合物。它們經過氧化產生熱量供機體在維持生命、生長發育和從事活動等方面的需要。

如果膳食中熱量供給不足，則會消瘦，抵抗力下降；熱能供給過多，多餘的熱量變成脂肪貯存起來，天長日久，積少成多，就胖起來了。

2. 熱量的單位

營養學中慣用的熱量單位是千卡。1「千卡」是1,000克水由15℃升高1度所需要的熱量。國際上多以「焦耳」為單位。1,000「焦耳」是1「千焦耳」；1,000「千焦耳」是1「大焦耳」。

上述兩種熱量單位的換算方法如下：

1千卡＝4.184千焦耳　　1千焦耳＝0.239千卡

1,000千卡＝4184千焦耳　　1大焦耳＝239千卡

＝4.184大焦耳

3. 兒童所需要的熱量

兒童的熱量消耗有以下幾方面：

⑴基礎代謝：

人體在清醒、靜臥、空腹和攝氏20度左右的環境中，維持基本的生命活動所需要的熱量稱為基礎代謝。一般相對來說，男性基礎代謝比女性高，兒童比成人高，老年人的基礎代謝較成人少10％～15％左右。

⑵攝取食物、排泄廢物：

食物固然可以提供熱量，但攝取和消化食物也要消耗熱量。這種因為進食而消耗的熱量叫做「食物特別動力作用」，尤以攝取蛋白質食物消耗的熱量最多。

此外，排泄廢物也會丟失一些熱量。

⑶生長發育：

兒童、少年正值生長發育階段，身體所需要的熱量與生長的速度成正比。成人已發育成熟，就省去了這項熱量消耗。

⑷從事勞動和活動：

這是人體熱量消耗中最主要的一項支出。活動的強度和時間不一

樣，所消耗的熱量也不同。活潑好動的孩子比不好動、不喜歡鍛鍊的兒童，熱量消耗要大得多。

以上 4 種熱量消耗的總和為兒童的熱量消耗。

㈡熱量的食物來源

1. 產熱營養素

每克蛋白質或碳水化合物可供給 4 千卡熱量；每克脂肪可供給 9 千卡熱量。

碳水化合物應做為熱量的主要來源。碳水化合物在體內分解成葡萄糖，葡萄糖氧化釋放出熱量，供人體之需，尤其是中樞神經系統所需的熱量，完全要靠葡萄糖來提供。當膳食中碳水化合物充足時，可以減少蛋白質作為熱量來源的消耗。不能被消化吸收的碳水化合物稱為纖維素（粗纖維），纖維素能促進腸蠕動，增加糞便量，沖淡腸道內的毒素，雖不能提供熱量，卻是人體不可缺少的物質。

2. 碳水化合物的食物來源

⑴穀類：

穀類是人們一日三餐不可缺少的食物，是主要的供給熱量的食物，穀類富含澱粉，澱粉在體內分解成葡萄糖，葡萄糖氧化釋放出熱量。每 50 克乾糧平均可供熱量 175 千卡。比如，一個六歲的孩子，每天吃 250 克乾糧，可獲得 875 千卡的熱量，按每日需要 1600 千卡的熱量計算，已供給 54％的熱量。

⑵根莖類：

根莖類食物如甘薯、馬鈴薯、山藥等富含澱粉，也是提供熱量的主要食物。

⑶蔗糖：

白糖、砂糖、紅糖等。這些都是純碳水化合物，只供熱量，不含其它營養素。紅糖是沒有經過高度精煉的蔗糖，除含碳水化合物之外，還含有一些無機鹽。

在兒童膳食中可以搭配著吃些甜食，如糖包、糖稀飯等，但不宜過多。因為穀類、根莖類食物，除可提供熱量，還含有其他的營養素，如無機鹽和維生素。若甜食過多，會使進食量減少，影響營養素的全面攝入。甜食、糖果吃得過多，還容易發生齲齒。

(4)乳糖：

乳類所含的糖為乳糖。母乳中含乳糖較多，為乳兒的主要熱量來源。牛奶含乳糖少，需另加蔗糖。

(5)蜂蜜：

蜂蜜的營養價值比蔗糖高，除了含糖可供熱量外，還含有無機鹽（如鈣、鐵、銅、錳等）和維生素（如維生素 B_2、葉酸、維生素 C 等）。另外還含有多種酶，對於促進人體的代謝起良好的作用。

(6)水果、蔬菜除可提供少量果糖，還是纖維素的主要來源。

二、生命的基礎——蛋白質

蛋白質是細胞和組織的重要成分，蛋白質與核酸是生命的物質基礎。

(一)蛋白質的生理功能

1. 構造新細胞、新組織

人體的任何一個細胞、組織和器官中都含有蛋白質。若不計水分，肌肉組織的 3/4 是蛋白質。人腦中的蛋白質占乾重的 50%，人腦功能越複雜的部位，蛋白質含量越高。皮膚、毛髮、韌帶、血液等都以蛋白質為主要成分，就是骨骼中也含有蛋白質。兒童、少年正值生長發育時期，要不斷增加新的細胞、新的組織，就需要蛋白質作為原料。膳食中長期缺乏蛋白質，就會影響他們的身體發育和智力發展。

2. 修補組織

人體在新陳代謝過程中，舊的組織需要不斷更新、修補。

3. 調節生理功能

蛋白質是構成酶、激素、抗體等的基本原料。以上這些物質都具有調節生理功能的作用。比如，人體內的各種化學反應幾乎都是在生物催化劑——酶的參與下進行的。迄今已知的酶有一千餘種，正是由於各種酶的催化作用，新陳代謝才能沿著一定的途徑正常進行。

4. 供給熱量

蛋白質可提供熱量，但用蛋白質作為人體能量的主要來源是不經濟的，故蛋白質不是熱量的主要來源。

㈡蛋白質的組件——氨基酸

無論哪種蛋白質，分解後的最終產物都是氨基酸。氨基酸是組成蛋白質的基本組件，共 20 多種。由幾十個乃至幾萬個氨基酸「手拉手」地按一定順序排起隊來，就形成形形色色的蛋白質。人必須從食物中攝取蛋白質，經過消化，分解為氨基酸，再組合成人體的多種多樣蛋白質。

1. 必須氨基酸

必須氨基酸是指在人體不能合成，必須由食物中的蛋白質來提供的氨基酸。對兒童來說有九種：賴氨酸、色氨酸、苯丙氨酸、蛋氨酸、亮氨酸、異亮氨酸、蘇氨酸、纈氨酸和組氨酸。對成人來說，組氨酸不是必須氨基酸，只前八種為必須氨基酸。

2.非必須氨基酸

非必須氨基酸是指在人體內可以合成或可由別的氨基酸轉化而成。並非人體不需要它們。

(三)蛋白質的營養價值

蛋白質的營養價值要從「質」和「量」兩個方面去評價。

1.蛋白質的量

常用食物中，每500克食物所含的蛋白質的量大致如下：糧穀類，40克；豆類，150克；肉類，80克；蛋類，60克；魚類，50克～60克；蔬菜，5克～10克。

2.蛋白質的質

蛋白質的質，是由必須氨基酸的種類是否齊全，比例是否恰當，以及消化率的高低來決定的。因為在組成人體蛋白質時，必須氨基酸要按一定比例「成套」存在，才能發揮其最大的效用。一般來說，動物食品中的蛋白質所含的必須氨基酸種類比較齊全，比例比較適當，消化率也高於植物性食品，其蛋白質的營養價值比植物蛋白質高。

在植物性蛋白質中，豆類，尤其是黃豆，蛋白質的營養價值接近於肉類，且蛋白質含量高，價錢又便宜，也屬於優質蛋白質。

3.蛋白質的互補作用

蛋白質能被人體利用的愈多，它的營養價值愈高。幾種營養價值較低的蛋白質混合食用，可以互相取長補短，提高營養價值，稱為蛋白質的互補作用。

比如，大米中含賴氨酸較少，含色氨酸較多；豆類含賴氨酸較多，色氨酸較少，用大米和紅小豆煮成小豆粥，則起到互補作用，比單獨食用大米或紅小豆的營養價值要高。「臘八粥」，不僅喝起來格外香甜，還是提高五穀雜糧營養價值的好法子。「素什錦」更是充分發揮了各種植物蛋白質的互補作用。

如果葷素搭配，則可起到動、植物蛋白質取長補短的作用。將魚、肉、蛋等分配於各餐中，細水長流，比偶爾大吃一頓，能發揮出更好的營養效用。

4. 提高豆類的消化率

將豆類適當地加工、烹調可以提高消化率，使之更好地被人體吸收利用。乾炒的黃豆消化率不如煮軟的黃豆，煮軟的整粒黃豆又不如豆漿、豆腐和豆制品好消化。

5. 提高穀類蛋白質的營養價值

穀類中缺少賴氨酸。賴氨酸是人體必須氨基酸之一，它有調節人體代謝平衡，促進兒童智力發育的作用。當缺少賴氨酸時，兒童生長緩慢，貧血，智力差，抗病力低，所以賴氨酸對兒童的生長發育十分重要。

在穀類及其製品中添加適量的賴氨酸，可使經過強化後的食品中氨基酸比例協調，改善穀類食品的營養價值。

但是，氨基酸不是萬能的滋補品，不能隨意加在任何食品中。比如，魚、肉、蛋、乳等動物食品，均含有 8 種必須氨基酸，並且比例適當，屬於優質蛋白質，就不該再加賴氨酸。若再添加，反而引起必須氨基酸的比例失去平衡，豈不是弄巧成拙。比如，在奶粉中加氨基酸，就全無必要。至於在汽水、冰棒中加賴氨酸，更是盲目了。

有的家長在孩子每餐的飯菜中都要加些賴氨酸粉。其實，如果每餐都有一定量的優質蛋白質，如瘦肉、魚、蛋、奶、肝和豆製品等輪換著食用，就不必同時添加賴氨酸了。

奶類含蛋白質豐富，氨基酸的配比適宜，以奶類為主食的乳兒也不必添加賴氨酸。

盲目地給孩子吃大量的賴氨酸，會造成其它必須氨基酸的相對缺乏，形成新的不平衡。何況賴氨酸攝入過多還可引起中毒。

只有合理使用賴氨酸，才能充分發揮它的營養作用。

㈣兒童對蛋白質的需要量

蛋白質的需要量與熱能攝入量有密切關係，研究兒童營養，在注意氨基酸利用率時，同時須注意每天熱能的攝入。嬰幼兒需要蛋白質較成人多，因為他們不但需要蛋白質來修補舊的組織，而且還需要它來增長和構成新的組織。包括中樞神經系統在內，幼年各種組織均處於旺盛的發育時期，若長期缺乏蛋白質，可引起智力障礙、生長發育遲緩、體重過輕以及貧血等。蛋白質攝入量不足，意味著負氮平衡，即攝入的氮少而排出的氮較多，組織蛋白的分解大於合成，身體組織虧損，健康受到影響。

在每日膳食中，動物性及豆類蛋白質不宜少於每日所需蛋白質總量的50%。但動物性食品脂肪、膽固醇較高，尤其豬肉，比其它肉類更高，所以也不是吃肉越多越好。

三、脂類的功與過

㈠脂類的功用

脂類是脂肪和類脂的總稱。脂肪是甘油和脂肪酸的化合物；類指是磷脂、糖脂、固醇等化合物的總稱。

脂類的功用如下：

1. 儲存能量

人體自身能量的貯存形式為脂肪。因為脂肪的產熱量大，所占空間小，可在皮下、腹腔等處貯存。人在飢餓時首先動用體脂，以避免消耗蛋白質。

2. 保護機體

脂肪層如同軟墊，可以保護和固定器官，使器官免受撞擊或震動的損傷。脂肪不易導熱，可以減少熱量散失，有助於禦寒。

3. 構成組織的成分

類脂是組成細胞所必不可少的物質。在神經組織中類脂含量豐富。這部分脂類即使在長期飢餓時也不會被動用，故有「定脂」之稱。

4. 促進脂溶性維生素的吸收

維生素 A、D、E、K 等不溶於水而溶於脂肪。膳食中有適量脂肪存在，有利於脂溶性維生素的吸收。

5. 提供必須脂肪酸

必須脂肪酸不能在人體內合成，必須由食物脂肪供給。

6. 增進食慾

在烹調食物時，少不了油，油可增加食物的美味，引起食慾。脂肪在消化道內停留的時間較長，可增加飽腹感，使人不易感到飢餓。

㈡預防動脈硬化要從兒童時期開始

世界衛生組織已正式宣布，現代醫學正處於「向非傳染病作鬥爭」的第二次革命時期，心、腦血管疾病、腫瘤等非傳染性慢性疾病已成為導致人類死亡的主要因素。專家們還呼吁：預防動脈硬化要從兒童時期開始。

1. 高血脂與動脈硬化

血脂是指血液中的脂類，包括甘油三酯、膽固醇、脂肪酸等。

血液中膽固醇過多，是高血脂的一種，與動脈粥樣硬化關係密切。多餘的膽固醇在動脈管壁沉積下來，日積月累，光滑的動脈內壁逐漸出現高低不平的斑塊，甚至引起管腔狹小、閉塞。冠心病的主要原因是冠狀動脈（供應心臟肌肉本身營養的一套血管）發生硬化的結果。

像其它疾病一樣，動脈硬化也有其發生和發展的過程。中老年人患病，但疾病的發生可始於童年，所以從兒童時期起，就應適當控制膽固醇的攝入量，少吃膽固醇含量高的食物（可參考表 2-1）。一般每 100 克食物中膽固醇含量超過 100％毫克的食物主要為動物的內臟、蛋黃、奶油等，每 100 克食物中膽固醇含量少於 100 毫克的食物主要有瘦肉、魚等。

表 2-1　兒童常用食物的膽固醇含量

食物名稱	膽固醇 mg/100g	食物名稱	膽固醇 mg/100g
豬肉（瘦）	77	羊肺	215
豬肉（肥）	107	羊腎	354
豬腦	3,100	羊肚	124
豬舌	116	羊大腸	111
豬心	158	牛乳（酸）	12
豬肝	368	牛乳酪	11
豬腎	405	牛乳（煉）	39

續上表

食物名稱	膽固醇 mg/100g	食物名稱	膽固醇 mg/100g
豬肚	159	牛乳粉（全）	104
豬大腸	180	牛乳粉（脫脂）	28
豬肉鬆	163	羊乳	34
臘腸（廣東式）	123	雞	117
牛肉（瘦）	63	雞肝	429
牛肉（肥）	194	雞肫	229
牛腦	2,670	雞血	149
牛舌	102	鴨（填鴨）	101
牛心	125	鴨（普通）	80
牛肝	257	鴨肝	515
牛腎	340	鴨肫	180
牛肉鬆	178	鴿肉	110
羊肉（瘦）	65	雞蛋（全）	680
羊肉（肥）	173	雞蛋（冰全）	834
羊腦	2,099	雞蛋黃	1,705
羊舌	147	鴨蛋（全鹹）	742
羊肝	323	白蝦	54
松花蛋（全）	649	小蝦米	738
松花蛋黃	1,132	蝦皮	608
鵝蛋（全）	704	螃蟹（全）	235
鵝蛋黃	1,813	蟹黃（鮮）	466
鵪鶉蛋（全）	674	蟹子	985
鵪鶉蛋黃	1,674	青蛤	180

續上表

食物名稱	膽固醇 mg/100g	食物名稱	膽固醇 mg/100g
鳳尾魚	330	蚶肉	238
鰻鱺	186	螺肉	161
大黃魚	79	蛏肉	239
帶魚	97	海蜇頭（水發）	5
鰻魚	82	海蜇皮（水發）	16
魚肉鬆	240	海參	0
鯽魚子	460	豬油（煉）	85
鱖魚子	494	牛油（煉）	89
墨魚	275	羊油（煉）	110
魷魚（水發）	265	雞油（煉）	107
甲魚	77	鴨油（煉）	55
對蝦	150	黃油	295
青蝦	158	奶油	168

2. 飽和脂肪酸與動脈硬化

食物中的脂肪在體內分解為甘油和脂肪酸。脂肪酸有兩種，即飽和脂肪酸與不飽和脂肪酸。前者可使膽固醇增高，促成動脈硬化；後者可降低血膽固醇含量。

動物性油脂，豬油、牛油、羊油、奶油，含飽和脂肪酸多。植物油，芝麻油、豆油、花生油、菜子油、玉米油、葵花子油、茶油等，含不飽和脂肪酸多。但椰子油例外，含飽和脂肪酸多。

為預防動脈硬化，應多選用植物油。

㈢必須脂肪酸

為體內不能合成，必須由食物提供的不飽和脂肪酸，如亞油酸、亞麻油酸等。必須脂肪酸有以下一些生理功能：

1.爲嬰幼兒生長發育所必須

膳食缺乏亞油酸可致生長發育遲緩，可損傷發育中的中樞神經系統。

2.維護皮膚的屏障功能

缺乏時皮膚乾燥、脫屑、變厚，毛髮稀疏。由於皮膚通透性增加，易被病原體侵入而發生感染。

3.有減少血栓形成的作用

4.有降低血漿膽固醇及甘油三酯的作用

膽固醇和甘油三酯與動脈硬化的形成有密切關係。必須脂肪酸在植物油中含量較高，在動物脂肪中含量較少（表 2-2）：

表 2-2　幾種食用油脂的脂肪酸含量（％）

油　脂	飽和脂肪酸	不飽和脂肪酸
棉子油	25	75
花生油	30	70
菜子油	6	94
豆　油	13	87
芝麻油	14	86
椰子油	92	8
奶　油	60	40
豬　油	42	58

續上表

油　脂	飽和脂肪酸	不飽和脂肪酸
牛　油	53	47
羊　油	57	43

四、維持生命的要素——維生素

維生素是一類有機化合物，它既不是構成身體組織的原料，也不是供應熱量的物質，但它卻是維持機體正常生命活動所必須的營養素，在物質代謝中起著重要的作用（表 2-3）：

表 2-3　維生素的功用、缺乏與過多的影響、需要量及來源

營養素	主要代謝	功用	缺乏	過多	每日需要量	來源
維生素A（脂溶性）	在腸部消化，需要膽汁，吸收後大量存於肝內備用； 與碳水化合物、脂肪、蛋白質代謝及粘多糖的合成有關	保護眼，保護上皮組織，間接抵抗感染	體重不增，全身各處上皮角質變化，以乾眼病最爲顯著	精神不振、頭痛、嘔吐、麻痹、毛髮稀少、脫皮、四肢痛、骨折、前囟隆起	2,000IU～4,500IU	肝、腎、魚肝油、乳； 維生素A原存在於某些有色蔬菜中
維生素B_1（水溶性）	由腸吸收，小量儲內臟，過多由尿排出； 與磷酸鹽結合成輔酶	助長發育，預防神經炎，調節碳水化合物代謝及全身各系統的功能	食慾不振，增長停止，神經及心血管症狀，水腫或消瘦	暫未發現	0.5mg～1.5mg	米糠、麥麩、豆類、花生

續上表

營養素	主要代謝	功用	缺乏	過多	每日需要量	來源
維生素B_2（水溶性）	由腸吸收後，與磷酸及蛋白質結合；參與細胞呼吸及蛋白質、脂肪與碳水化合物的代謝	促進細胞組織的氧化，防止皮、口及眼症狀	皮炎、眼炎、口炎	暫未發現	1mg～2mg	肝、蛋、乳、蔬菜
尼克酸（水溶性）	由腸吸收後，與磷酸、核糖結合，成爲參與細胞呼吸的輔酶Ⅰ及Ⅱ；主要儲在肝內，過量由尿排出	爲組織呼吸及碳水化合物代謝中的重要輔酶	腹瀉、皮炎、神經症狀	血管擴張、面紅	4mg～20mg	肝、肉
維生素B_6（水溶性）	由腸吸收後，與磷酸等結合成輔酶；可在腸內由細菌合成此素	爲作用於氨基酸的重要輔酶	停止生長、煩躁、驚厥、貧血、邊緣性神經炎、口角瘡、舌炎、皮炎	尚未明了	約1mg～2mg	各種食物
葉酸（水溶性）	由腸吸收後，在維生素C影響下參與核酸的合成	生血	巨幼紅細胞性貧血	尚未明了	約0.1mg～0.4mg	綠色蔬菜
維生素B_{12}（水溶性）	對骨髓內紅細胞的成熟和神經組織的代謝起重要作用	生血	巨幼紅細胞性貧血	尚未明了	約1.5mg～4mg	肝、肉

續上表

營養素	主要代謝	功用	缺乏	過多	每日需要量	來源
維生素C（水溶性）	由小腸吸收後儲腎上腺、肝、腦等處；在體內飽和後由尿排出；在體內促使結締組織成熟；促進鐵吸收及葉酸代謝	抗壞血病，保持正常生理作用，抵抗傳染病	壞血病，抵抗毒素力減低	每日超過2g～4g有中毒症狀	30mg～50mg	桔、柚、蕃茄、蔬菜等
維生素D（脂溶性）	由小腸吸收，能使腸壁多吸收鈣磷	調節鈣磷代謝，增進組織呼吸、皮膚營養	維生素D缺乏性佝僂病、嬰兒手足搐搦症	食慾不振，血鈣過高，組織鈣化	400IU	肝、蛋、魚肝油
維生素E（脂溶性）	在脂肪組織中存儲，調節核酸代謝，似與肌代謝及紅細胞脆性有關	抗氧化，有細胞膜穩定作用	貧血、硬化、硬腫	動物實驗，膽固醇沉著於主動脈	5mg～10mg	種籽胚油、綠葉菜、豆、堅果
維生素K（脂溶性）	腸吸收需膽汁，肝內儲量有限，由糞排出，一部分維生素K由腸內細菌合成	刺激凝血酶原形成	出血	新生兒階段易發生溶血症、核黃疸	約1mg	肝、蛋、豆、青菜

目前已知的維生素有20多種，它們多數不能在體內合成，必須由食物供給。

㈠維生素A與夜盲症

1. 夜盲症

有一些人儘管白天視力很好，但到了傍晚或光線暗的地方就看不清了，變得寸步難行。這就是夜盲症，俗稱「雀朦眼」。

為什麼缺乏維生素 A 可引起夜盲症呢？在人的視網膜上有兩種視覺細胞，一種細胞短而粗，叫視錐細胞；一種細胞細而長，叫視杆細胞。前者接受強光刺激，並管辨別顏色，後者接受弱光刺激，使人在若明若暗的光線中仍能辨認物體。舉個例子來說，電影已經放映了，我們剛進入影院會感到眼前一片漆黑，但幾分鐘後就能漸漸辨清通道和座位，這叫做暗適應能力。缺乏維素 A，會使暗適應能力減弱，產生夜盲症。

維生素 A 除了與眼的暗適應能力有關之外，它還能促進兒童的生長發育，並與上皮細胞的健康有關。缺乏維生素 A 時，皮膚粗糙、眼球乾燥、機體抵抗力下降。

2. 維生素 A 的食物來源

維生素 A 主要來源於動物性食品，如各種動物的肝、蛋黃、乳類等。在植物性食品中，深綠色、紅色、黃色的蔬菜水果含有較多的胡蘿蔔素，如菠菜、豌豆苗、辣椒、胡蘿蔔、紅心甜薯、杏、柿子等。胡蘿蔔素在人體內可轉變為維生素 A。但人體對胡蘿蔔素的吸收利用率較差，一般吸收利用率僅為攝入量的 1/3，吸收後轉變為維生素 A 的量只有吸收量的 1/2。

魚肝油含有維生素 A 和維生素 D。過量攝入魚肝油或維生素 A 製劑可致維生素 A 中毒。一般注射維生素 A30 萬國際單位即可產生急性中毒症狀，表現為食慾減退、煩躁或嗜睡、嘔吐、前囟膨隆等。如維生素 A 用量達每日數萬國際單位，可於數月後產生中毒症狀，表現為骨頭疼、毛髮脫落、體重不增等。

應用魚肝油製劑或維生素 A 製劑時要嚴格掌握用量，不是「越多越好」，避免產生中毒症。

㈡維生素 B_1 與脚氣病

1. 脚氣病

維生素 B_1 是機體充分利用糖類所必須的物質。維生素 B_1 可維持神經、消化、肌肉、循環系統的正常功能。

維生素 B_1 缺乏症稱為脚氣病，最初的症狀是疲乏、腿脚無力、食而無味，病情進一步發展，可出現肢體痲木、水腫、肌肉萎縮、感覺遲鈍，嚴重缺乏時可因心力衰竭而死亡。

若乳母飲食中缺乏維生素 B_1，乳兒亦可患脚氣病，表現的特點是：煩躁不安或嗜睡，眼瞼下垂，哭聲嘶啞或失音、吮奶無力。因頸肌和四肢肌肉無力，致頭頸後仰，手不能抓握。嚴重者可昏迷、抽風，若不及時搶救可迅速死亡。

2. 維生素 B_1 的食物來源

穀類、豆類和硬果類含有豐富的維生素 B_1，穀類的維生素 B_1 主要存在於穀皮和胚芽內，糧食加工過細，會損失大量的維生素 B_1。吃粗製的糙米和帶麩皮的麵粉能攝入較多的維生素 B_1。動物內臟、蛋類、乾酵母等也含有較豐富的維生素 B_1。

維生素 B_1 溶於水，且在鹼性環境中極易被破壞，如果吃撈飯，不喝米湯，或者煮粥加鹼，都會損失維生素 B_1。

標準米麵雖然不如精白米、富強粉好吃，但其中維生素 B_1 的含量高。在調配孩子的膳食時，最好粗細糧搭配著吃。豆類含維生素 B_1 豐富，可多選用。蒸饅頭用酵母發麵更有營養。

㈢維生素 C 與壞血病

1. 壞血病

壞血病是一種以多處出血為特徵的疾病。維生素 C 能防治壞血病，故又稱抗壞血酸。維生素 C 還能協助造血、促進傷口癒合、增強機體對傳染病的抵抗力，並有抗癌作用。

缺乏維生素 C 會出現乏力、食慾減退、容易出血等症狀。

2. 維生素 C 的食物來源

含維生素 C 較多的蔬菜有辣椒、菜花、苦瓜、油菜、芹菜等。蕃茄、北方的心里美蘿蔔也含豐富的維生素 C，還可以生吃。桔子、鮮棗、山楂中維生素 C 含量豐富。維生素 C 溶於水，加熱易被破壞，烹調時宜用急火快炒，且吃菜也要喝菜湯，使湯中的營養不白白丟掉。

五、人體內的礦物質（鹽類）

㈠人體內的「小天地」

遍布地球的眾多元素，幾乎在人體中都能發現它們的踪跡。骨頭裡含有豐富的鈣、磷；鐵是血紅蛋白的重要原料；甲狀腺裡有碘，礦物質是人體不可缺少的營養素。當然還有許多元素是因為環境污染而進入人體的，只有消除環境污染，才能保障健康，避免那些對人體有害的元素進入體內。

㈡微量元素

微量元素是指含量少於體重0.01%的元素。目前已知有14種微量元素是人體所必須的，如鐵、碘、氟、錳、鉻、銅、鋅、鎂、硒、鈷、鉬和鎳等。

體內的礦物質與人的健康和疾病息息相關，過多過少都會引起疾病（表2-4）。

㈢兒童容易缺乏的幾種無機鹽

1.鈣

鈣為人體含量較多的元素之一，僅次於氫、氧、碳、氮而列於第五位。人體中的鈣有99%存在於骨骼中。骨骼是具有生理活性的組織，鈣的沉澱與溶解一直在不斷進行，這種鈣的更新率隨年齡的增長而減慢。幼兒的骨骼每一～二年更新一次，成人更新一次則需十～十二年。

表2-4　鹽類和微量元素的功用、缺乏與過多的影響、需要量及來源

營養素	主要代謝	功　用	缺　乏	過　多	每日需要量	來　源
鈣	腸內容酸性和維生素D代謝物促進小腸對鈣的可吸收；食物內脂肪、草酸鹽、磷酸鹽等過多可減少吸收	構成骨骼、牙齒，供給離子化鈣，鎮靜神經，血液凝結	佝僂病、手足搐搦症	膳食含量無害	約1g	乳、蔬菜、豆類

續上表

營養素	主要代謝	功　用	缺　乏	過　多	每日需要量	來　源
磷	維生素D代謝物可促進磷吸收，脂肪和鈣過多時使吸收減少； 主要儲在骨、各組織及紅細胞中	構成骨骼、肌肉、神經； 協助糖和脂肪的吸收和代謝； 參加緩衝系統，維持酸鹼平衡	佝僂病	消耗人體鈣質	約1.5g	乳、肉、豆、五穀
鎂	腸吸收後進入血漿及細胞內； 與鈣的作用有關	構成骨骼、牙齒，構成細胞漿要素，調節神經和肌肉活動； 促進碳水化合物代謝	煩躁、震顫或驚厥	膳食含量無害	100mg～300mg，新生兒40mg～70mg	五穀、豆、肉、乳、堅果（胡桃等）
鐵	主要在胃及十二指腸吸收，胃液及維生素C促進其吸收； 在代謝過程中，體內的鐵可反覆利用	製造血紅蛋白及人體其他鐵質化合物	小細胞性貧血	膳食含量無害	10mg	肝、蛋黃、血、瘦肉、綠色蔬菜、桃、杏、黑李
鋅	存在肝、肌肉、骨及白細胞中； 主要從腸道排泄	構成多種酶（如紅細胞交換二氧化碳的酶、小腸的水解蛋白酶等）	矮小症、貧血、男性性腺發育不良	可致胃腸道症狀	3mg～10mg	各種食物

續上表

營養素	主要代謝	功用	缺乏	過多	每日需要量	來源
銅	吸收機理尚不明了，存在於紅細胞中，肝臟與中樞系統有較高濃度，排泄途徑主要爲小腸壁及膽汁	與血紅蛋白的形成有關，爲很多酶系統的重要成分	貧血	膳食含量無害	1mg～3mg	肝、肉、魚
碘	由腸吸收，集中到甲狀腺後轉成有機化合物（甲狀腺素）	製造甲狀腺素	甲狀腺功能不足（甲狀腺腫、克汀病）	膳食含量無害	40mg 120mg	海藻類

骨骼以外的鈣雖然僅占1%左右，但在體內卻有重要的作用。比如，當血漿中鈣離子明顯下降時，神經和肌肉的興奮性就會大大增加，從而引起手足搐搦症。

維生素D可促進鈣的吸收利用。膳食中蛋白質供給充足，也有利於鈣的吸收（由於蛋白質消化所釋出的氨基酸與鈣形成可溶性鈣鹽，因而促進鈣的吸收）。

食物中的植酸與草酸可與鈣形成不溶性鈣鹽，因而影響鈣的吸收。因草酸和植酸存在於植物性食物中，故植物性食物中鈣的吸收一般不理想。當膳食組成以穀類為主時，因穀類含植酸多，所以應考慮供給更多的鈣。在選擇供鈣的食物時，不能單純考慮鈣的絕對含量，還應注意其草酸含量。例如，莧菜和菠菜，雖然含鈣量高，但因其草酸含量也高，所以它們不是供鈣的理想食物。

攝入過多的脂肪，可因大量脂肪酸與鈣結合成為不溶性的皂化物，使鈣自糞便中排出，從而影響鈣的利用。

通過動物實驗，測得幾種食物中鈣的利用率為：牛奶 87%、蛋殼 85%、生菜 84%、甘藍 76%、白菜 73%、胡蘿蔔 63%、莧菜 46%、菠菜 14%。

食物中鈣的來源：奶和奶類製品不但含鈣豐富，而且吸收率高。蔬菜和豆類含鈣也較多，只是這類食物中鈣的吸收受草酸、植酸等不同程度的干擾，使其吸收率降低。一些海產品也含有豐富的鈣，如小蝦米皮含鈣量就很高。

2.鐵

鐵在機體中參與氧的轉運、交換。攝入鐵不足，可致缺鐵性貧血。

植物性食物中的鐵，需還原成亞鐵離子後，才能被吸收。若膳食中有較多的植酸鹽存在，則與鐵形成不溶性鐵鹽而降低其吸收率，故穀類食物中鐵的吸收率低。維生素 C 可使高鐵（三價鐵）還原為亞鐵（二價鐵），以利鐵的吸收。

動物性食物中的鐵，因與血紅蛋白及肌紅蛋白結合，可被腸粘膜直接吸收，故吸收率高。

植物性食物中鐵的吸收率多在 10%以下，如大米為 1%，玉米、黑豆為 3%，萵筍為 4%，小麥為 5%，菠菜、大豆為 7%，動物性食物中的鐵，吸收率較高，如魚類為 11%，動物血為 12%，動物肌肉、肝臟為 22%，但蛋類鐵的吸收率僅有 3%。

奶類含鐵極少（100 毫升約含鐵 0.1 毫克～0.2 毫克），小兒四至六個月以後，體內儲存的鐵用盡，應及時添加含鐵較豐的食物（參考表 2-5）。

表 2-5　常用食物鐵含量（毫克／100 克）

食物	含量	食物	含量
大米	2.3	豬肉（瘦）	1.0
小麥粉	3.5	牛肉（瘦）	2.8
小米	5.1	豬肝	22.6
黃豆（乾）	8.2	雞肝	12.0
豌豆（乾）	5.9	鴨肝	23.1
蠶豆（乾）	2.9	牛乳	0.3
豆腐（南）	1.5	草魚	0.8
（北）	2.5	蚌肉	50.0
毛豆	3.5	海參	9.0
芹菜（莖）	1.2	蝦皮	6.7
薺菜	5.4	鴨蛋黃	4.9
棗（鮮）	1.2	雞蛋黃	6.5
木耳(水發)	5.5	芝麻醬	9.8
髮菜	99.3	花生仁(炒)	6.9

3. 鋅

鋅對人類健康和生長發育的重要性在六十年代方得到充分證實。1961 年，人體缺鋅首先在伊朗的青年男子中被發現，後在埃及又得到證實。其後有關鋅在體內的代謝和臨床應用的研究，確定了鋅的廣泛而重要的生理功能。鋅是體內很多金屬酶組成成分或酶的激活劑。與鋅有關的酶不下 20 種，如碳酸酐酶、鹼性磷酸酶等。在分子水平上，鋅是調節 DNA 復製和核酸合成酶的必須組成成分。任何生長過程都需要鋅。胚胎發育、機體受創傷（如外傷、燒傷）的恢復期對鋅的需要量必然增加。人體鋅的 60％存在於肌肉，30％存在於骨骼，另有存在於皮膚（包括頭髮）、內臟等組織中。

鋅的吸收易受膳食中多種因素的影響（與鋅螯合），如植酸鹽、纖維素等可影響鋅的吸收。高蛋白食物普遍含鋅較高。海產品是鋅的良好來源，奶類如蛋類次之，蔬菜水果一般含鋅較少（見表 2-6）。

表 2-6　常用食物鋅含量（毫克／100 克）

食物	鋅含量	食物	鋅含量
稻米	1.70	牛肉（瘦）	3.71
小麥粉	1.64	羊肉（瘦）	6.06
蠶豆（乾）	4.76	豬肉（瘦）	2.99
黃豆（乾）	3.34	豬肉（肥）	0.69
豇豆（乾）	3.04	豬肝	5.78
綠豆（乾）	2.18	肉雞	1.10
豆角	0.54	雞肝	2.40
白菜	0.21	雞蛋	1.00
芹菜	0.46	鴨蛋	1.67
油菜	0.33	牛乳	0.42
長茄子	0.16	草魚	0.87
番茄	0.13	鯉魚	2.08
海帶（鮮）	0.16	蚌肉	8.50
木耳(水發)	0.53	海參（鮮）	0.63
松蘑	6.22	海蠣肉	47.05
紫菜	2.47	魷魚（乾）	11.24
菠蘿	0.14	鮮扇貝	11.69
蜜桔	0.10	蝦皮	1.93
棗（鮮）	1.52	海蜇皮	0.55
花生仁(炒)	2.03	黃鱔	1.97

六、水

㈠水的生理功能

1. 細胞的主要成分

水是構成身體組織細胞的主要成分。細胞內液約占體重的40％，細胞外液約占體重的20％。

2. 代謝反應的基礎

水是機體物質代謝所必不可少的溶液媒介，機體內一切化學變化都必須有水參加。

3. 運輸養料和代謝廢物

水是血液、尿液的主要成分，可維持血液輸送營養物質的功能和正常的排泄功能。

4. 潤滑作用

水是體腔、關節、眼球等器官良好的潤滑劑。如淚液可防止眼球乾燥；關節滑液對關節起潤滑作用。

4. 調節體溫

人體通過血液循環，將體內代謝產生的熱運送到體表散發，保持體溫的相對恒定。

㈡兒童對水的需要量

兒童對水的需要量相對比成人要多。拿水分占體重的百分數來說，新生兒為 80%、嬰兒為 70%、幼兒為 65%，成人僅占 60%。年齡越小，水在體內所占的比重越大。比如，一個 10 公斤重的孩子，體內就有 7 公斤的水。這麼多的水都在哪裡呢？除了血液、消化液等之外，大部分的水在細胞內或細胞間隙中，如同揉在麵粉裡的水，只見面團不見水一樣。各年齡兒童每日水的需要量大致如下：初生～一歲，120 毫升～160 毫升／每公斤體重；二歲～三歲，100 毫升～140 毫升／每公斤體重；四歲～七歲為 90 毫升～100 毫升／每公斤體重。

每天，水的收、支要平衡。算一筆「流水帳」：喝進的水（開水、湯、飲料）＋吃進的水（飯、菜）＋代謝過程中產生的水＝尿＋汗＋肺部呼出的蒸氣＋糞便中排出的水分。

小孩貪玩，常急忙把飯吃完就跑了，既不喝水也不喝湯，或渴極了才暴飲一頓。孩子活動量大，水分消耗多，應該多喝水，才能滿足需要。若出汗多，不能及時喝水，尿量就會減少，使體內代謝廢物排出不暢。

要為孩子準備可口、清潔的飲水，還要教育他們勿暴飲、勿喝生水，講究飲水衛生。

第二節

乳兒餵養和幼兒膳食

一、乳兒餵養

(一)母乳餵養

1. 母乳餵養的好處

(1)營養價值高：

健康母親的乳汁是營養價值最高、最適合乳兒生長發育需要的理想食品。人乳與牛奶相比較，人乳的優點在於：人乳中大部分是乳蛋白，遇胃酸形成較小的凝塊，易消化；牛奶以酪蛋白為主，在胃內形成的乳凝塊大，不容易消化吸收。人乳所含的脂肪顆粒小，易被吸收，並含有較多的不飽和脂肪酸；牛奶中脂肪顆粒大，所含不飽和脂肪酸僅為人乳的 1/3。人乳內乳糖含量較高，乳糖不僅可提供大腦所需的熱量，還能抑制大腸桿菌的繁殖，減少發生腹瀉的機會。人乳中鈣和磷的比例適宜，易被吸收利用。人乳中含有多種維生素，且因直接餵哺，維生素不被破壞。

(2)提高抵抗力：

人乳中含有抗體，可增強乳兒對疾病的抵抗力。人乳中的溶菌酶可殺滅細菌。牛奶中雖然含有某些抗體，但對人類不產生作用，而且經過加熱煮沸，免疫成分破壞殆盡。

⑶減少過敏反應：

濕疹（俗稱奶癬）是乳兒中常見的一種過敏症，多因餵牛奶引起。牛奶中的蛋白質對人體來說是异體蛋白，進入有過敏體質的乳兒體內，可引起過敏反應。

⑷有利於乳兒心理健康：

乳兒在吸吮母乳的同時，享受著母體的溫暖和親切的愛撫，有利於心理健康。

⑸母乳新鮮、乾淨、溫度適宜，喂哺方便。

2.母乳餵養的方法

⑴按需餵哺與定時餵哺：

新生兒期，應按需餵哺，只要餓了就餵。滿月後可逐漸形成每隔 3～4 小時餵一次的定時餵哺。

滿三個月後可減少夜間餵哺次數，每日改餵 5 次。

⑵餵哺前，母親應洗手、洗乳頭：

將乳兒抱起來，母親坐著餵奶。先吸空一側乳房再吸另一側。每次餵哺大約用 20 分鐘。吃飽了就不要再讓乳兒含著乳頭。餵奶以後，將乳兒抱起，靠在肩上，輕拍其背，使咽下的空氣排出，可減少漾奶。

⑶觀察奶量是否充足：

母乳量足，餵哺後乳兒有滿足感，能安靜入睡，體重增長正常。母乳量不足，乳兒睡眠不安，並常吸吮手指，體重增長緩慢。母乳量不足，首先應設法增加母乳量，確實無法再增多了，即應補餵牛奶等，以免影響乳兒的生長發育。切不要輕易放棄母乳，至少喂哺三個月～六個月，對乳兒的健康也是有利的。

影響母乳分泌量的主要因素是飲食和精神因素。若母乳的飲食不足，不僅乳汁量減少而且乳液中的蛋白質、脂肪含量均較低。精神方面的刺激也可以影響乳汁的質和量。驚恐、忿怒、憂慮等都能使乳汁的量減少。乳母常吸煙也可使乳汁減少。乳母營養充足、精神愉快、有適當的休息和運動，方能餵哺成功。

⑷如乳母患慢性疾病：

長期應用抗生素、磺胺、抗癲病藥等，應考慮斷母乳。乳母患急性病時，可暫時中斷母乳餵養，以牛奶等代替，並定時用吸奶器吸空乳房，以免回奶，待痊癒停藥後，再餵哺母乳。

乳母應避免接觸農藥、汞、鉛、砷等有毒物質，有毒物質可經乳汁排出，使乳兒中毒。酒精亦可自乳汁中排出，乳母應忌酒。

㈡人工餵養

完全沒有母乳，而用牛奶、羊奶、豆製代乳粉等餵哺乳兒，稱為人工餵養。

1. 各種乳類及乳製品

鮮牛奶：加糖 5%（每 100 毫升乳液加糖 5 克，一個較大的湯匙容量約 15 克），煮沸消毒。

乳兒每日所需奶量，個體間差別較大，應靈活掌握，以吃飽為適度。如果體重增長正常，不宜加量過快，以免超過需要量。一般，六個月以前，每日每公斤體重需牛奶為 100 毫升～120 毫升；六個月以後，漸加輔食，每天供應 500 毫升～1,000 毫升牛奶即可。

全脂牛奶粉：鮮牛奶經乾燥噴霧製成，比鮮奶更易消化，調配乳液，以 1 平匙奶粉加 4 平匙水。

鮮羊奶：羊奶中的蛋白質和脂肪較牛奶好消化。但羊奶中含維生素 B_{12}、葉酸較少，需按時加輔食，以免發生「營養性巨幼細胞性貧血」。

豆漿及豆製代乳粉：在沒有條件得到乳類及其製品的情況下，可用豆漿或豆製代乳粉餵乳兒，宜補充魚肝油及其它輔食。

2.某些乳兒食品的用法

糕乾粉、奶糕等食品，是由米粉或麵粉加糖製成，所含蛋白質、脂肪和鈣均不足，不能代乳，但可以作為輔食。

甜煉乳因含糖甚多，食用前需加水稀釋至適宜甜度，經稀釋後蛋白質及脂肪含量太低，不宜用來代乳。

麥乳精的主要成分是麥芽糖、糊精、蔗糖、乳製品等，其中蛋白質的含量只有奶粉的35%，食用麥乳精雖可攝入足夠的熱量，但缺少蛋白質，不能代替乳類。

㈢混合餵養

母乳量不足，用牛奶、奶粉等補充，稱為混合餵養。可在1次～2次餵哺時間，完全餵牛奶，或在每次餵母乳後補給一些牛奶，其量可試著由乳兒吸食，吃飽為止。若乳兒消化正常，即可確定其用量。

在餵哺時，可先滴幾滴牛奶於大人的手上，試試溫度，不要用嘴吮奶試溫度。若訓練乳兒自己捧著奶瓶吃奶，也要讓乳兒取坐位，大人在旁照顧，使橡皮乳頭內充滿乳汁，不致吸入空氣，並注意不使奶頭壓迫牙齦（牙床）。

製備乳液的用具，包括奶瓶、橡皮奶頭、漏斗、匙等，均需用後洗淨，煮沸消毒。

㈣乳兒的輔助食品

1. 為什麼要添加輔食

添加輔食可補充乳類中礦物質和維生素的不足，如乳類中缺少鐵，牛奶加熱後維生素C被破壞。乳兒的胃容量漸漸增加，五、六個月後牙齒萌出，食物也應從流質過渡到半流質、軟食以至固體食物。添加輔食可逐漸增強小兒的咀嚼和消化能力，在斷奶時不致因食物的變化而引起消化不良。添加輔食可沖淡乳兒對母乳的依戀，為斷奶做好心理上的準備。用湯匙餵輔食，是訓練乳兒脫離奶瓶的第一步。

2. 輔食的種類和添加順序

一個月～三個月：主要添加含維生素C的食品。可用白菜、蘿蔔、紅果等，切碎煮水。還可餵西紅柿汁、鮮桔汁、西瓜汁等。每天可給濃縮魚肝油2滴～3滴。

四個月～六個月：可加蛋黃，從少量開始漸增至1個。出牙前可加乳兒糕等食品，出牙後可吃爛粥、麵片，還可將菜泥、土豆泥、肝泥等與粥調在一起食用。

七個月～八個月：可增加一些手拿食，如烤饅頭片、餅乾等，有利於牙齒萌出。

八個月以後可加瘦肉末、雞蛋羹、碎菜等。

接近一歲，可用兩頓米、麵食，代替兩頓奶。

3. 添加輔食的注意事項

加輔食的量要由少到多，先試一種，若能消化，再加另一種。如發生腹瀉，應暫停輔食，待大便恢復正常後，再從小量試餵。

小兒患病時，或天氣炎熱，應避免加新食品。

㈤斷　奶

出生後一歲左右是斷奶的適當時期。若遇炎熱天氣宜延至秋涼後再斷奶。至遲二歲，即便仍有少量母乳也應斷奶，否則可致貧血、營養不良等疾病。斷奶期間要加強護理，多加愛撫，但不要一哭就給東西吃，飲食要有規律。在三餐之外可加二次點心。

二、幼兒膳食

㈠一歲～三歲小兒的膳食

斷奶後的小兒，牙齡沒有長全，咀嚼能力差，腸胃消化力弱，在飲食上還需要為他們專門製作。有條件時，每天仍喝半斤牛奶或豆漿。主食可吃各種穀類做的稠粥、軟飯、麵片等。副食要有一定量的魚、肉、蛋、豆製品，以及蔬菜、水果。不要用糖稀飯等甜食來代替副食。

烹調時，應注意食物要碎、軟、細、爛，並且新鮮、清潔。豆類宜煮爛，雞、鴨去骨，魚去刺，棗去核。少吃油煎炸的食物。

二歲以後可逐漸增加食物的品種。肉類、蔬菜可切成細絲、小丁、小片。

這個時期的小兒喜歡弄杯握匙自己吃東西，大人可以從旁幫助，讓他們用小勺自己吃，大人用另一個勺餵，逐漸過渡到完全由他們自己吃。

㈡三歲～六歲小兒的膳食

三歲以上的小兒，可增加食物種類，但因消化能力仍不如成人，食物仍要細軟些。在這個時期是培養飲食習慣的重要時期。飲食習慣直接關係著兒童的營養狀況，所以應該引起重視。

1.飲食定時

進食有規律，就能形成良好的習慣，到了該進餐的時候，能有食慾。每頓飯應有一定的時間限制。既要求孩子細嚼慢咽，又不要拖得太長。不要為了讓孩子快吃，而吃湯泡飯、水泡飯，未經充分咀嚼就咽下了，會加重胃腸道的負擔。

2.飲食定量

除了三頓飯，一次～二次點心之外，少吃零食。若零食不斷，終日似飽非飽，胃腸道得不到休息，時間久了就會引起食慾不振。

另外，要有節制，不要貪食。

小孩偶爾一兩頓飯吃得少些，不要強迫他多吃。過多的干涉，反而會引起厭食。

3.專心吃飯

不要邊吃邊玩，或邊吃邊看小人書，大人在孩子吃飯時不要分散他的注意力，更不要訓斥孩子。若不能專心吃飯，會影響消化液的分泌。

4.不偏食

偏食是一種不良的飲食習慣，不僅影響小兒的健康，而且形成固定的口味以後，長成大人也難再適應多樣化的膳食。膳食多樣化才能使人獲得全面的營養。

孩子的口味是受環境的影響形成的。首先是父、母的言談、態度和行為的影響，如果大人挑剔食物，或在孩子面前講這不好吃、那沒滋味，孩子也會先入為主，不愛吃這些食物了。

有時，孩子挑食，家長百依百順，這樣就助長了孩子偏食的毛病。

應該讓孩子吃得「雜」些，主副食多樣化。比如，開始吃胡蘿蔔、芹菜，孩子往往不愛吃，可以用這些蔬菜做餃子餡，常吃就逐漸習慣了。

5.不剩飯、不洒飯

吃飯時，飯菜有好幾種，不要一齊放在小孩碗裡，弄得滿滿的。最好少盛，吃完再添。要教育孩子不糟蹋飯菜，但也不要撿地上的東西吃。

第三節 預防食物中毒和食物致敏

一、預防食物中毒

㈠食物中毒的分類

誤食含毒的食品，所引起的以急性過程為主的疾病統稱為食物中毒。較多見的食物中毒分類如下：

1. 細菌性食物中毒

包括細菌和細菌產生的毒素所致的食物中毒。如沙門氏菌食物中毒、葡萄球菌食物中毒、嗜鹽菌食物中毒、肉毒桿菌食物中毒及大腸桿菌食物中毒等。細菌性食物中毒占食物中毒的絕大多數。

2. 有毒動、植物中毒

如河豚魚、動物甲狀腺、毒蕈、木薯、發芽馬鈴薯等。

3. 有毒化學物質中毒

如砷、鉛、亞硝酸鹽及農藥等。

4. 眞菌毒素和霉變食物中毒

如黃曲霉毒素中毒、赤霉毒素中毒、霉甘蔗中毒及霉玉米中毒等。

食物中毒多因食品被污染所致，食品從生產、加工直到銷售的過程中，可使食品受到有害因素的污染。如病原微生物污染食品，並大量繁殖產生毒素；又如各種有毒化學物質污染食品並達到中毒劑量等。少數食物中毒是因動、植物組織本身含有有毒物質，如河豚含有河豚毒素，木薯含有氰甙，如食用前未經合理加工烹調，可致中毒。某些有毒化學物質（砷化物、亞硝酸鹽等），其性狀與一些食品加工原料類似，偶有誤當食鹽或食鹼等加入食品之中引起中毒。

食物中毒一般潛伏期短、發病急，若為集體暴發，所有病人均有類似的臨床表現，發病範圍局限於食用該種有毒食品的人群，患者均有在相同時間內食用過同一種食物的經歷。細菌性食物中毒有明顯的季節性，一般六月～九月呈現高峰。某些食物中毒在某些地區多發，如野菜中毒和農藥中毒多發生於農村和市郊。

㈡常見的食物中毒

1. 葡萄球菌食物中毒

為較常見的一種細菌性食物中毒。主要引起中毒的食品有奶油、含奶糕點、黃油、奶酪等乳製品和禽肉、獸肉的熟製品（火腿、香腸等）。葡萄球菌在空氣、灰塵、土壤、水中普遍存在。食物被葡萄球菌污染主要來源於人的咽喉、皮膚、頭髮等處所帶的細菌。特別是從事食品工作的人，患有手或咽喉化膿感染，最容易污染食品。

該病的潛伏期多在數小時之內，發病快為其特徵。噁心、嘔吐、腹痛、腹瀉，輕者可無腹瀉。不發熱或僅微熱。恢復快，一～二日可完全治癒。

預防措施：食品行業人員、炊事員有化膿性皮膚病或化膿性咽炎應調離工作崗位，待治癒後再恢復原工作。平時注意個人衛生。注意乳製品的製作、保存、出售過程中的衛生。裝乳品的用具要勤清洗、勤消毒。

2. 沙門氏菌食物中毒

一種常見的細菌性食物中毒。沙門氏菌可在多種動物腸道內繁殖，帶菌患病的家畜、家禽的肉尸、內臟均帶有大量活菌。病畜病禽是引起沙門氏菌食物中毒的主要原因，其次為蛋類、魚及牛乳、羊乳等。

該病潛伏期一般為六小時～二十四小時。發病即有高熱、腹痛、嘔吐、腹瀉，大便為黃綠色水樣便，有惡臭，便中有粘液、膿血。兒童因急救治療不及時可導致死亡。

預防措施：加強家畜家禽的飼養管理，預防傳染病。嚴格執行屠宰前、後和貯存、運輸、銷售過程中的衛生要求。對肉食企業、飲食行業、食堂工人、炊事員定期進行帶菌檢查。對集體兒童機構的廚房應嚴格按照一定的衛生要求進行檢查監督，保證食品衛生。

3. 致病大腸桿菌中毒

大腸桿菌是人體寄生菌，一般情況下不致病。當機體抵抗力下降，進食被大量大腸桿菌污染的食品，可發生食物中毒。常因熟肉、點心、乳製品等被污染，或炊事員、食品企業工人因患急性腹瀉，髒手接觸食品所致。

這類中毒潛伏期短，一般為十小時～二十四小時，主要症狀為食慾不振、腹瀉、嘔吐，大便水樣。經及時治療可在一週內恢復健康。

預防措施：炊事員、食品企業工人患急性腹瀉時，應及時治療，在治癒前不可以從事接觸食品的工作。酸牛奶、醬油、點心、涼拌菜等，因在食用前不再加熱，需嚴格防止污染。

4. 肉毒桿菌食物中毒

引起肉毒桿菌食物中毒的食品因各國、各地區飲食習慣不同而有所區別。有以魚製品為主（如日本），有以火腿、臘腸等食品為主（如歐洲一些國家）。在中國以家庭自製發酵豆製食品為主，如臭豆腐等。上述食品經密封缺氧下儲存，肉毒桿菌大量繁殖並產生毒素，攝入後引起中毒。

該病潛伏期長達一日～二日，甚至數日，潛伏期長短主要取決於攝入毒素的量和毒力大小。中毒症狀與其它細菌性食物中毒明顯不同，不發熱，很少有胃腸道症狀，主要表現為神經症狀。病發初期有頭暈、頭痛、乏力、走路不穩、眼瞼下垂、視力模糊、復視等症狀。嚴重時可出現言語不清、不能吞咽、失音、呼吸因難，以致因呼吸痲痹而死亡。病死率在50%以上。

預防措施：加強食品衛生管理，結合不同地區與肉毒桿菌食物中毒有關的飲食特點，改進食品製作和食用方法，對易引起這類中毒的食品，食前必須充分加熱。肉毒桿菌毒素在 100℃經十分鐘～二十分鐘才可完全破壞。不吃腐爛變質的食物。罐頭頂部鼓起（胖聽）絕不可食。

5. 亞硝酸鹽食物中毒

人體攝入過量的亞硝酸鹽可引起中毒，發生高鐵血紅蛋白血症。某些蔬菜如萵苣、蘿蔔、甜菜、菠菜、韭菜、芹菜、捲心菜等可從土壤中蓄積大量硝酸鹽，蔬菜腐爛變質時，硝酸鹽還原或亞硝酸鹽，食用已腐爛的蔬菜或變質的剩菜，可引起亞硝酸鹽中毒。醃鹹菜，鹽水濃度淡、醃漬時間短所含亞硝酸鹽較多，易致中毒。某些地區的井水含有大量硝酸鹽，煮粥，置於不潔容器中且室溫高，可產生大量亞硝酸鹽，特別是連續使用的蒸鍋水，經多次熬煮濃縮，用以烹調食物更易引起中毒。

亞硝酸鹽被吸收入血，作用於紅細胞，使正常血紅蛋白（含二價鐵）氧化成高鐵血紅蛋白（含三價鐵），失去攜帶和轉運氧的能力，引起組織缺氧，造成高鐵血紅蛋白症。輕症患者主要是皮膚、粘膜青紫，尤以口唇、口週、甲床明顯；重者青紫加重，頭暈乏力，嗜睡，呼吸急促；更重時可發生昏迷、驚厥、血壓下降，若未及時搶救，可因呼吸衰竭而死亡。

預防措施：加強蔬菜運輸、貯存過程的衛生管理，存放點應陰涼、通風，防止日曬、雨淋。不吃變質的蔬菜。為嬰兒製作菜泥，現做現吃，保持新鮮。不用苦井水（含硝酸鹽過多）燒煮飯菜。醃鹹菜用鹽濃度不能太低，至少醃半個月後再食用。

6. 毒蕈食物中毒

蕈俗稱蘑菇，屬高等真菌。可分為食蕈、條件可食蕈和毒蕈三類。

食蕈味道鮮美，有一定營養價值；條件可食蕈，主要指通過加熱、水洗或曬乾等處理方可食用的蕈類；毒蕈是指食後可引起中毒的蕈類。主要的毒蕈有捕蠅蕈、斑毒蕈、白帽蕈、綠帽蕈、馬鞍蕈等約百餘種。毒蕈中毒多發生於高溫多雨的夏秋季，多因採集野生鮮蕈，誤食毒蕈中毒。

中毒的症狀可分為以下幾方面：

⑴急性胃腸道症狀：

常見於毒粉褶蕈、牛肝蕈中毒。潛伏期數小時，輕者嘔吐、腹痛、腹瀉，重者可發生脫水、酸中毒、休克、昏迷以致死亡。

⑵神經精神症狀：

多由捕蠅蕈、斑毒蕈引起。潛伏期數小時，除胃腸道症狀外，尚有多汗、流涎、脈緩、瞳孔縮小等副交感神經興奮症狀，可致死亡。

⑶溶血：

主要由馬鞍蕈引起。潛伏期六小時～十二小時，除胃腸道症狀外，發生急性溶血性貧血。

⑷肝臟損害：

多見於白帽蕈、綠帽蕈中毒。初期有胃腸道症狀，如噁心、食慾差，繼之發生肝大、肝功能異常，可致肝壞死、肝昏迷。

發現誤食毒蕈中毒，應及時洗胃，以迅速排出尚未吸收的毒素。

預防措施：加強毒蕈中毒的宣傳，提高廣大群眾對毒蕈的識別能力。採蕈、選蕈要在有經驗的採蕈者指導下進行。一般，毒蕈有以下特點：色彩鮮艷，傘蓋和莖上有斑點、疣點、裂溝、生泡，流漿發粘或生有脈絡，傘蓋肉薄，莖基部有毒托，莖易縱裂，以及畸形怪狀，採後容易變色，夜間發磷光等。

7. 發芽馬鈴薯食物中毒

馬鈴薯的發綠或發芽部分，含有可達中毒量的龍葵素。成熟的馬鈴薯含龍葵素為 2mg～13mg/100g 鮮重；發綠部分可含龍葵素 80mg～100mg/100g 鮮重；馬鈴薯芽含龍葵素高達 500mg/100g 鮮重。人攝入過量龍葵素可引起中毒症狀。食後數十分鐘至數小時發病（依進食量而異）。

主要表現為噁心、嘔吐、腹痛、腹瀉，嚴重腹瀉可致脫水、血壓下降。嚴重者可有發熱、煩躁、譫妄、昏迷、呼吸困難，甚至因呼吸衰竭死亡。

預防措施：馬鈴薯應存放於乾燥、通風、低溫之處，避免暴露在日光下，以免發綠或生芽。已發芽的馬鈴薯不宜再食。生芽不多的馬鈴薯，對芽孔周圍及已發紫變青的皮肉應徹底削除，然後切碎浸泡，煮熟煮透。

8. 四季豆食物中毒

四季豆又名芸豆角、扁豆、刀豆、菜豆角等，內含皂素、胰蛋白酶抑制物等有毒物質。皂素是植物中的一種甙類物質，對消化道粘膜有強烈刺激性和溶血作用。胰蛋白酶的抑制物可抑制胰蛋白酶的活性，對胃腸道也有一定的刺激作用。上述兩種有毒物質須在 100℃以上才能被破壞。食入未熟透的四季豆可致中毒。

該病主要為胃腸道症狀，食後不久（多數為 2 小時～4 小時）即發生頭暈、噁心、嘔吐、腹痛、腹瀉，重者可致脫水、酸中毒。體溫一般正常。經及時治療，絕大多數於二十四小時內恢復健康。

預防措施：食用前將四季豆用清水浸泡，然後燒熟煮透，吃時無生味和苦硬感，所含毒素即已破壞。

9. 黃曲霉素食物中毒

黃曲霉素對食物的污染，以玉米和花生的污染較多，大米的污染較少；在食用植物油中，花生油的污染較多；某些發酵食品，如醬豆腐、黃醬、甜麵醬等也易受黃曲霉素污染。

黃曲霉素急性中毒，主要造成肝、腎損害，病勢凶險，病死率高。慢性中毒與肝癌的發生有關。

預防措施：防止穀物、油料等在儲存過程中生霉。嚴禁食用霉變的食品。

10. 霉變甘蔗食物中毒

由於食用保存不當而霉變的甘蔗引起的急性食物中毒。

霉變甘蔗食物中毒，潛伏期一般十五分鐘到三十分鐘，最長達48小時。發病初期有頭暈、頭痛、噁心、嘔吐、腹痛和腹瀉等症狀。重者有陣發性抽搐、瞳孔散大，進而昏迷以致死亡。部分生存者因中樞神經系統受損，留有後遺症，肢體呈痙攣性癱瘓，並常有抽搐發作。

預防措施：霉變甘蔗外的皮失去正常光澤、質軟，髓質部呈灰黑、棕褐或淺黃色，有酒味、酸味或霉味。應廣泛進行衛生宣傳，不食霉變甘蔗。

11. 爛白薯中毒

又稱白薯黑斑病中毒。白薯儲藏不當可致腐爛變黑。病變部位表面凹陷、較硬，呈褐色或黑色斑塊，有苦味。引起白薯黑斑病的病菌及其毒素，耐高熱，水煮、蒸、烤都不能破壞其毒性。人生吃或熟吃爛白薯都可引起中毒。該病一般於食後二十四小時內發病，有噁心、嘔吐及腹瀉等症狀。中毒嚴重者體溫升高，呼吸困難，肌肉痙攣，瞳孔散大，可致死亡。

預防措施：爛白薯不能吃。即便挖去發黑的部分，仍應浸泡後換水，煮透棄湯，少食。

12.曼陀羅及莨菪中毒

曼陀羅又名洋金花，多是野生。全株有毒，以種子含毒量最高。小兒服三粒～八粒種子即可中毒。莨菪其葉、根、花及種子均有毒，小兒誤以其根莖為「野蘿蔔」，採食可中毒。曼陀羅及莨菪所含有毒物質主要為生物鹼。

該病一般在食曼陀羅果實或莨菪根後數小時內發病。最初為乾渴，皮膚及顏面發紅、乾燥無汗，繼之驚恐、煩躁或嗜睡，漸出現譫妄、幻視、幻聽，嚴重者發生抽搐，瞳孔散大，轉入昏迷，可致死亡。經及時搶救或中毒較輕，上述症狀可逐漸消失，但瞳孔散大需經數日方可恢復正常。

預防措施：對兒童進行安全教育，使他們懂得曼陀羅、莨菪有毒，不要採摘誤食。

13.白果中毒

白果又稱銀杏，幼兒生食五粒～十粒即可引起中毒。

該症輕者表現乏力、食慾不振，很快可恢復；稍重則有嘔吐、腹瀉、發熱、昏睡，經一～二日可好轉；重者在劇烈嘔吐後陣發性驚厥，肢體先強直而後鬆弛，瞳孔散大，對光反應消失，可因呼吸及循環衰竭而亡。

預防措施：白果不能生食。熟食不易過量，食時應去除綠色的胚。

14.蓖麻子中毒

蓖麻子俗稱大麻子，是蓖麻的果實，其有毒成分為蓖麻毒素及蓖麻鹼。小兒服生蓖麻子四～六粒可致死。

該病一般於食後二十四小時之內出現症狀，噁心、嘔吐、腹痛、腹瀉，便中常可見蓖麻子外皮的碎屑，尿少或無尿，嚴重者出現頭痛、驚厥、昏迷、黃疸，以致死亡。

預防措施：對兒童進行安全教育，不要採食蓖麻子。

15.含氰甙果仁中毒

桃、杏、枇杷、李子、楊梅、櫻桃的核仁皆含有苦杏仁甙和杏仁甙酶。苦杏仁甙遇水，在苦杏仁甙酶的作用下分解為氫氰酸等物質，可致中毒。苦的桃仁、杏仁比甜的桃仁、杏仁毒性高數十倍，生食數粒即可中毒。

該病一般於食後二小時～六小時發生症狀。輕者有噁心、嘔吐、頭痛、頭暈、乏力、煩躁不安等症狀；重者昏迷、驚厥、體溫降低、血壓下降、呼吸困難、瞳孔散大，可死於呼吸肌麻痹。

預防措施：教育兒童，上述果仁有毒，不可取食。

二、食物致敏

攝取某種食物後，發生食物變態反應性疾病，稱為食物致敏或食物過敏。其突出特點是，攝取同樣食物的大多數人並不發病，僅為一定條件下的個別人發病，患兒親屬中常有蕁麻疹、過敏性鼻炎、哮喘等變態反應性疾病。致敏食物常為牛奶、雞蛋、魚、蝦、貝、玉米、硬果類和酵母等。

食物變態反應所引起的症狀有消化道症狀，如噁心，嘔吐、腹痛、腹瀉等，也可發生嬰兒濕疹、過敏性鼻炎，蕁麻疹、支氣管哮喘等，幼兒還可表現為易激動、疲倦、注意力不易集中，動作不靈活等。

對食物變態反應性疾病應及時查明可致敏的食物，調整食譜，避免再食用。

㈠牛奶過敏

牛奶過敏是兒童最常見的一種消化道變態反應，常於出生後２個月內發生，有嘔吐、腹瀉、生長發育遲緩和吸收不良等症狀，停服牛奶後症狀可改善。

㈡植物日光性皮炎

又稱紫外線過敏性皮炎。攝取或接觸某些植物後（如灰菜、莧菜、槐花、刺兒菜、馬齒莧等），暴露的皮膚經日光照射後可以發生皮炎，稱植物日光性皮炎。

該病多於進食後一日～三日內發病。暴露部位如面及手足有痲木感，皮膚浮腫、痛、癢。面部腫脹，眼裂成縫，口唇厚而外翻。嚴重時皮膚可發生瘀斑、血疱，甚至壞死。都分病人體溫上升，其它全身症狀不明顯。

預防措施：勿食大量野菜，或經適當加工後食用（煮後用冷水浸泡，勤換水，撈出再加熱食用）。有過敏史的人，避免再食用野菜。

㈢菠蘿過敏症

致敏物質為菠蘿蛋白酶。多於食後一小時內發病。主要表現為急性陣發性腹痛，伴嘔吐及腹瀉。有的尚表現為皮膚搔癢、潮紅，出蕁痲疹，四肢及口舌發痲，多汗。嚴重者可有呼吸困難、昏迷，但及時救治可很快恢復。

預防措施：對菠蘿過敏的人禁食菠蘿。將鮮菠蘿切片，用鹽水浸泡，或煮熟，可破壞菠蘿蛋白酶，防止發生過敏反應。

第四節

集體兒童膳食

一、集體兒童膳食的衛生要求

兒童膳食，總的原則如下：

㈠合乎營養需要以滿足迅速生長時期所必須的一切營養物質。

㈡食物內各營養素相互之間應有正確的比值關係，蛋白質、脂肪、糖的重量比值接近1：1：4～5，各占總熱能的10%～15%，25%～35%，50%～60%。動物性及豆類蛋白質，最好不少於蛋白質總量的50%。

㈢食物的質（品種）量（數量）、烹調製備方法應適合於幼兒腸胃道的消化和吸收，並能促進食慾。

㈣絕對保證食品衛生。

二、膳食計劃

膳食計劃是保證合理營養的一種科學管理方法。它能使伙食費得到合理使用，使兒童得到平衡的膳食。

凡能滿足熱能及各種營養素，且各營養素相互之間有正確的比值關係者稱為平衡膳食。

膳食計劃包括三方面的工作：

㈠計劃每日所需的食品種類和數量

可參考表2-7，及當時當地的食品供應情況，經費，飲食習慣等，計劃各類食品的數量。應按不同的年齡組分別計算，以便食品的數量、種類和烹調方法等適合不同年齡的需要。

㈡制訂食譜

食譜，是膳食計劃的具體實施。制訂食譜應符合以下原則：

1.滿足營養需要

執行膳食計劃所擬訂的食品種類和數量，不應任意減少或改變。

表2-7　托幼機構膳食計劃（一日總量）

	品　名	1歲～2歲	2歲～3歲	3歲～6歲
保護性食物(50g)*	蔬菜、鮮豆（綠葉占½）	2～3	3～4	4～5
	豆製品	1	1～1½	1～1½
	魚、肉、臟腑類	1～1½	1～1½	1～1½
	蛋	1	1	1
	豆漿	5～8	5	5
供熱量食物(50g)	糧食	3～4	4～5	5～6
	油	1/5	1/5	1/5
	糖	2/5	1/5	1/5
營養成分(g)	蛋白質	40～50	50～60	50～60
	脂肪	30～35	30～35	30～40
	碳水化合物	150～180	170～210	200～230
	熱量（kJ）	4,437～5,316	4,856～5,860	5,651～6,697
	（kcal）	(1,060～1,270)	(1,160～1,400)	(1,350～1,600)

*以50g為1份，例如2～3是指2份～3份。

如經濟許可，豆漿可改牛奶，蔬菜外再加新鮮水果。

2. 促進食慾

食物的烹調應經常變換花樣品種，調味可口，外形美觀，能加強食慾，從而促進消化吸收。

3. 提高食品利用率

在食物搭配中，應充分利用蛋白質的互補作用。烹調中儘量減少營養素的損失。

4. 符合兒童消化能力

食譜所列的烹調製備法和食品質量應符合兒童的消化能力。可參考表 2-8、表 2-9，來製備不同年齡兒童的膳食。

表 2-8　各年齡組食物的燒切方法

年齡（歲）	切法									燒法			
	蔬菜	乾豆	鮮豆	豆腐乾	雞鴨	魚	肉	蝦	臘味	飯	麵食	小菜	點心
1～2	泥或碎末	泥	泥	碎爛	去骨末	去刺碎末	碎末	碎蝦仁	不宜用	爛，用葷素煨飯	蒸、煮、燒、煨	燒、煮、煨、炖	烤、蒸、
2～3	細絲小片小丁	碎爛	煮爛整食	細絲小片小丁	同左	去刺小片小丁	細絲小片小丁	蝦仁	少量切碎	同上	同上加餃子、包子	同上	同上
3～6	大塊	整食	整食	大塊	帶骨大塊	帶刺大塊	大塊	帶殼整食	片，丁或塊	與成人同	同上加油煎	同上加油煎	同上加油煎

表 2-9　不同年齡兒童各類水果的食用方法

年齡（足歲）	蘋果香蕉	梨	桔	杏、桃、李葡萄、櫻桃	楊梅	荔枝枇杷	甘蔗
1歲～2歲	去皮切片生食	去皮煮熟	去皮生食（1歲～1½歲榨汁）	去皮、去核煮熟	煮熟吃汁	去皮去核生食（熟透的）	榨汁
2歲以上	去皮整食	去皮生食	去皮生食	支破、去核生食	生食	去皮去核生食	去皮切段生食

一般生硬、過於油膩及帶刺激性食品不宜給幼兒食用。

一日食譜中還應注意乾稀搭配、葷素搭配、粗細糧搭配，少吃甜食。午、晚兩餐都要有青菜，多選用綠色或橙色蔬菜。應避免隔若干日大吃一頓的「打牙祭」辦法，要使動物性食品比較均勻的分配在一週食譜中。

㈢合理的膳食制度

合理安排就餐時間和合理分配食物數量是確定膳食制度的兩個基本內容。

1. 飲食次數和時間間隔

兩餐之間的時間間隔不宜過長、過短。過長將引起強烈的飢餓感覺，消耗體內組織，影響活動效率；過短則影響食慾。決定兩餐之間的時間間隔長短，應以食物停留在胃中的時間和維持滿意的感覺為度。一般混合食物停留在胃中約為四小時左右，故兩餐之間的間隔以四小時為宜。兒童每日宜進食四次。剛斷奶的嬰兒，由於消化器官及其機能尚未完善，胃容量較小，每晝夜可進食五次。較大兒童如因故不能進食四次，則改為三餐也可，但終不及四餐好。

2. 食物數量的分配

兒童在早晨醒後，精力旺盛，消化過程加強，故可給予較多量的食物，因此早餐的食物量應充足。早餐熱能過低可影響兒童午前最後兩小時的活動，飢餓感可使兒童注意力不集中，影響活動。應糾正早餐熱能過低的習慣。

一歲～六歲兒童，午餐應含較多熱能，約為一晝夜總熱能的 30%～35%，晚餐 25%～30%，早餐 20%～25%，午後點心 10%～15%。六歲兒童三餐熱能宜接近於平均分配狀態，或早餐稍低於晚餐。

按照一般的生活飲食習慣，這樣的分配制度比較合理，也容易做到。

三、飲食衛生

嚴格執行廚房衛生、個人衛生、食具消毒、食物驗收、食品合理保存、煮透現吃、刀砧生熟分開等衛生制度，可以有效的預防食物中毒。

Chapter 3

幼兒疾病的成因與預防

第一節

有關疾病的基本概念

一、疾　病

一定的原因造成的生命存在的一種狀態，在這種狀態下，人體的形態和／或功能發生一定的變化，正常的生命活動受到限制或破壞，或早或遲地表現出可覺察的症狀，這種狀態的結局可以是康復（恢復正常）或長期殘存，甚至導致死亡。

對創傷或疾病可能造成的後果的預測稱為預後。有的傷病可以自癒，或經治療後痊癒，有的疾病遷延不癒，有的疾病會留下後遺症。預後與傷病的種類、患者的身體狀況、有無適當的治療措施及措施採取是否及時有關。

二、疾病的種類

可概略地分兩大類：

㈠生物病原體引起的疾病

由各種病原體引起的疾病。由於病原體均具有繁殖能力，可以在人群中從一個宿主通過一定途徑傳播到另一個宿主，使之產生同樣的疾病，故稱為傳染病（詳見第四章）。此種疾病在人群大量傳播時則稱為瘟疫。

㈡非傳染性疾病

隨著傳染病被逐漸控制，非傳染性疾病的危害相對地增大。

「與非傳染病作鬥爭」已成為廿一世紀衛生保健工作的重要內容。按疾病的成因，非傳染性疾病可分為以下幾類：

1. 遺傳病

受精卵形成前或形成過程中遺傳物質改變所造成的疾病。如：血友病、先天愚型等。

2. 物理和化學損傷

如化學物質中毒、燒傷、凍傷等。

3. 免疫源性疾病

指免疫反應紊亂所致的疾病，如變態反應（蕁痲疹、濕疹、支氣管哮喘、風濕熱等等）、獲得性免疫缺陷綜合徵（愛滋病）等。

4. 異常的細胞增長

如，因甲狀腺細胞增生而致的甲狀腺功能亢進；各種腫瘤。

5. 代謝病和內分泌疾病

如糖尿病、垂體性侏儒等。

6. 營養性疾病

包括營養不良和營養過剩。如，鋅缺乏症、維生素 A 缺乏症、肥胖症等。

7. 心因性疾病

即精神障礙。如，神經性厭食、精神分裂症等。

三、疾病的預防

包括傳染病和非傳染病的預防，也包括避免急性病轉為慢性病的措施。

(一)傳染病預防

（詳見第四章）。

(二)非傳染病、慢性病的預防

可分為三級預防（表3-1）。

表3-1　疾病和三級預防措施的關係

疾病					
發病前期		發病期（早、中期）		發病後期	
一級預防		二級預防		三級預防	
增進健康	特殊保護	早期發現、診斷	早期治療	防止病殘	康復工作
社會衛生教育	預防接種	定期檢查	早期用藥	防止病殘	康復工作
保護環境	消除病因	羣眾自我檢查	合理用藥	防復發轉移	功能性康復
合理營養	減少致病因素		防止成爲攜帶者	力求病而不殘	調理性康復
良好生活方式	保護高發人羣		防止轉成慢性病	力求殘而不廢	
體育鍛鍊	提高免疫功能				

1. 一級預防

又稱病因預防或初級預防。主要是針對病因採取相應的措施，防止疾病的發生，是控制和消滅疾病的根本措施。一級預防的工作有兩個方面。一是開展群眾性的衛生工作，改善衛生條件，增進保護人群健康的措施，包括加強鍛鍊，合理營養，改善不良的生活習慣，以及保護改善環境，以保證人們的生產和生活區的空氣、水、土壤不受工業「三廢」（廢氣、廢水、廢渣）和生活「三廢」（糞便、污水、垃圾）以及農藥、化肥等的污染。二是採取特殊的保護措施，如通過預防接種，以預防某些傳染病的發生；對地方性甲狀腺腫地區長期供應碘鹽等。

2.二級預防

通過普查、定期健康檢查和設立專門的防治機構來達到早發現、早診斷、早治療疾病的目的。

3.三級預防

包括對症治療，防止傷殘和加強康復的措施。

四、疾病的分布

(一)疾病分布的數量指標

描述疾病分布的常用的數量指標有死亡率、嬰兒死亡率、發病率、患病率等等。

(二)疾病分布的形式

1.散　發

某種疾病在一定地區內保持在歷年一般發病率水平，且病例散在出現。

2.流　行

某種疾病在一定地區內的發病率明顯超過歷年的（散發）發病率水平，發生於較大範圍的人群。

3. 大流行

某種疾病在一定地區內的發病率遠遠超過流行的水平，而且傳播迅速，往往可以跨越國界或洲界。

4. 爆　發

某種疾病在集體、單位或一局部地區於短時間內出現異乎尋常多的病例，且常有共同的傳染源或傳播途徑，短時間內出現，又很快平息。常發生於小範圍的人群，常見的例子為集體膳食引起的食物中毒。

5. 地方性

某些疾病經常存在於某些地區或某些人群。例如，地方性甲狀腺腫、地方性克汀病等。

6. 輸入性傳染病

是一種在本地區不存在的或已消滅的傳染病，由外地區傳入而蔓延。

第二節　早發現疾病

一、哪些現象是生病的跡象

小孩有了病，不舒服了，自己也說不清或說不全，全靠大人的細心觀察。有了病，小孩的吃、玩、睡、大小便等就會出現反常現象。

此外，疾病還會引起一些特殊的現象，如皮膚上出紅點、耳朵流膿、發燒等等。發現有生病的跡象，應該給予重視，及時到醫院查明原因。

㈠精　神

正常小孩活潑好動，愛玩，對周圍環境很感興趣。小孩生病會表現出不愛玩、沒精神、煩躁不安、哭鬧等。

㈡表　情

正常小孩眼神靈活，看上去挺有精神。腦或腦膜疾患會出現眼神發呆，似凝視遠方，同時有尖聲啼哭等現象。

㈢臉　色

健康的孩子面色紅潤。若小兒面色蒼白、發黃，翻開下眼皮也明顯缺少血色，常見於營養不良性貧血。

頰部、口唇、鼻尖等處紫紺（由於血的顏色改變使皮膚呈現紫藍色），可見於某些先天性心臟病。

㈣吃　喝

1.食慾改變

一般，小孩生病都會影響食慾。要注意與「不想吃東西」伴隨而來的症狀。

⑴伴噁心、嘔吐：

平時胃口挺好，突然不想吃飯，尤其厭食油膩，並伴有噁心、嘔吐，常是傳染性肝炎的表現。

⑵伴臉色蒼白：

食慾逐漸減退，說不清從哪天開始，臉色漸漸失去紅潤，應該化驗血紅蛋白是否正常。

⑶在大量食用魚肝油之後：

有的家長誤認為「魚肝油是補品，多多益善」，使小兒攝入過量的維生素A或維生素D，引起中毒，尤其以維生素A中毒多見。維生素A中毒的主要的表現是厭食、頭髮脫落、骨頭痛等。

2. 異嗜癖

異嗜癖是指對食物以外的物品有不可自制的食慾。如喜吃泥土、蠟燭、煤渣、紙張等。

鈎蟲病患兒會有異嗜癖。鈎蟲病又叫「桑葉黃」、「懶黃病」，一般多見於濕熱的地方。鈎蟲卵排出體外，在土壤裏發育為幼蟲。當小兒光著腳在田裏玩，或因衣服尿布上沾有帶鈎蟲幼蟲的泥土，幼蟲鑽入皮膚，在小腸內發育為成蟲。成蟲咬住腸壁吸血為生，使小兒貧血。

缺鋅、缺鐵也可有異嗜癖。

3. 食慾亢進

小兒吃的多、喝的多，尿多，即「三多」症狀，同時皮膚常生瘡長癤，應查查是否患有糖尿病。

㈤大小便

1. 大便的次數和性質反常

⑴糞便表面有鮮血：

血與糞便不混在一起，同時每當排便小兒哭鬧，可能為肛門裂（肛門皮膚有裂口）。

(2)膿血便：

便次多，剛拉完又想拉，總有排不淨大便的感覺，伴發燒，大便為膿血樣，為細菌性痢疾的表現。

(3)「紅果醬樣」大便：

小兒陣陣腹痛，頻頻嘔吐，大便呈「紅果醬樣」（為血和粘液），可能為腸套疊。二歲以下小兒多見。

(4)「白陶土樣」大便：

患黃疸型肝炎，糞便呈白陶土樣，同時尿色加深。

(5)「柏油樣」大便：

小兒流鼻血，若將血咽下，大便可呈黑色柏油樣。若流鼻血止住後，大便逐漸恢復正常，就不必為此擔心。假如，未流鼻血，大便呈柏油樣，表示發生了消化道出血，應立即診治。

(6)腹瀉（拉肚子）：

大便稀得呈蛋花湯樣，便次增加，稱為腹瀉。引起小兒拉肚子的原因很多，餵養不當，如食物過量不易消化；食物或食具不乾淨、手不乾淨，吃進了病菌；患感冒、中耳炎、肺炎等疾病引起消化功能紊亂，均可引起腹瀉。

有這樣一種說法：「有錢難買六月瀉」、「拉稀可以瀉火」，這種說法不科學，不足取。

腹瀉雖然有輕有重，但都對身體不利。腹瀉不嚴重的，每天瀉幾次，時間長了，也會發生營養不良、貧血等疾病。腹瀉重的，一天瀉十幾次或幾十次，體內水分和養料大量丟失，就會有生命危險。所以，腹瀉絕不是什麼「有錢難買」的好事。

至於說「拉稀可以瀉火」，也是一種誤解。拉肚子本身是一種病，這和中醫治病的「瀉法」不能混為一談。「瀉法」是針對病人的症候，採用通便的方法，達到調整機體、治療疾病的目的。

俗話說「好漢架不住三泡稀」，何況小孩呢。一定要預防腹瀉，發生腹瀉要早治、治徹底。

(7)便秘：

便秘是指排便次數減少（二天～三天或數天一次），糞便乾燥堅硬，常伴有排便困難。

肛周疼痛（如肛門裂），經常抑制便意，食物中粗纖維過少等均可引起便秘。

2.小便的次數和性質反常

(1)尿色異常：

正常的尿液清晰透明、淡黃色。如果尿的顏色出現明顯異常，則是疾病的信號。

①紅色尿：尿像洗肉水，同時眼皮浮腫，可見於急性腎炎。

②桔黃色尿：尿色加深呈桔黃色或棕綠色，可見於肝、膽疾病。但服某些藥物，如痢特靈、維生素 B_2 等，尿也會呈現桔黃色。

③乳白色尿：若因泌尿道感染，尿內有膿，可使尿呈乳白色，同時有尿頻、尿急、尿痛的現象。

冬天，汗液分泌量減少，尿中排出的代謝廢物增多。若飲水量不足，尿液過於濃縮，排出體外冷卻後，原來溶化的代謝廢物呈結晶析出，就使尿變渾，似米湯樣，或放置一會兒，在尿盆底上有一層乳白色的沉渣。這雖不是病，但應囑小兒多喝水，以免體內代謝的廢物排出不暢。

(2)尿量及排尿次數：

①尿量明顯減少，眼皮浮腫，常是腎臟疾病的表現。腹瀉伴有尿量明顯減少，是脫水的表現。

②排尿次數明顯增加，一點兒也憋不住尿，常是泌尿道感染的症狀。

㈥睡　眠

正常孩子上床後能很快入睡，睡得安穩、無鼾聲，身上可有微汗。若有以下情況，為反常的現象：

1.入睡困難或嗜睡

⑴入睡困難：

以往入睡快，現入睡困難，輾轉不安。

⑵嗜睡：

嗜睡為輕度的意識障礙。表現為過多而深沉的睡眠，可被喚醒，進行簡單對話或進食，但隨後倒頭又睡。常是腦膜炎、腦炎等疾病的早期表現。

2.睡眠不安

小兒睡眠不安，除屬於心理障礙以外，因患蟯蟲症、佝僂病等，也可有睡眠不安的現象。有人迷信貼張條幅可以治「夜哭郎」，把條幅貼在大街小巷，上寫「天黃黃地黃黃，我家有個夜哭郎，來往行人唸百遍，一覺睡到大天亮」。條幅治不了夜哭郎，檢查出孩子睡眠不安的原因，進行治療，才是最有效的辦法。

㈦囟門

1.前囟凹陷

前囟未閉的小兒，可以因脫水而囟門凹陷。

2.前囟鼓出

小兒於坐位時，前囟緊張、鼓出，主要見於腦膜炎、腦炎等顱內壓力增高的疾病。維生素A中毒後也可見到這種現象。

㈧體　溫

正常小兒腋下測得的體溫為36℃～37.4℃，體溫波動的幅度約1℃。體溫37.5℃～38℃為低熱；38.1℃～39℃為中度熱；體溫在39℃以上為高熱。

發燒是疾病的最常見的症狀，是機體的一種防禦反應。體溫升高可促使體內抗體生成、促進吞噬細胞的活動，有利於消滅細菌、病毒。但是發高燒會引起許多不舒服的感覺，並使體內的物質消耗增加，心率加快，消化力減弱。小兒因神經系統發育不完善，高燒還可引起抽風。

小兒突然發高燒，常見的疾病見表3-2：

表3-2　可致高燒的常見疾病

與高燒伴隨的症狀	可能患的疾病
鼻堵、流涕、咳嗽、咽紅	感冒
嗓子痛、扁桃體紅腫	急性扁桃體炎
發燒三四天，燒退出皮疹	幼兒急疹
嗓子痛、嘔吐、猩紅色小米粒大小皮疹，楊梅舌	猩紅熱
冬春季，頭痛，噴射性嘔吐，皮膚上有出血點	流行性腦脊髓膜炎（流腦）
夏秋季，頭痛，噴射性嘔吐，嗜睡，抽風	流行性乙型腦炎（乙腦）
有不潔食物史，抽風，可有膿血便	中毒型痢疾

有幾點值得注意：

1.頭　痛

大孩子會述說頭痛。乳兒頭痛常表現為用手打頭或頻頻搖頭。

2.噴射性嘔吐

不同於胃腸炎等疾病引起的嘔吐。噴射性嘔吐是因為顱內壓力增高引起的，沒有感到噁心，即噴吐出來。胃腸道疾病等引起的嘔吐，一般先有噁心，然後吐出，常有不潔食物史。

3.皮膚出血點

不同於一般充血的皮疹。用手壓迫不退色為出血點。用手壓迫後退色為充血的皮疹，常見於幼兒急疹、風疹等疾病。

二、如何辨別一些症狀

患病時病人感覺到的異常感覺（如頭痛、腹痛等）以及體徵（如黃疸、肝大、皮疹等客觀表現）稱為症狀。小兒患病，首先出現的是若干症狀，因此粗知一些症狀的辨別要點，有助於初步判斷疾病的輕重緩急。

㈠嬰幼兒哭喊

哭喊是嬰幼兒對來自體內或體外的不良刺激引起不適的一種表現，也可因精神上的衝動而引起。大多數哭喊為非疾病因素引起，少數為疾病所致。由於嬰幼兒缺乏語言表達能力，「哭」就是他們表達要求和痛苦的一種方式，須仔細觀察、辨別，方能避免延誤疾病的診治。

哭喊常見的原因：

1. 非疾病所致

新生兒時期「哭」是一種本能性反應，常不表示機體有異常的改變，相反，新生兒患病時常有不哭不吃奶等表現。嬰兒哭吵多因飢餓、口渴、睡眠不足、過熱、過冷、尿布濕、衣服緊、蚊蟲叮咬等引起。幼兒則情緒色彩更濃，常為要挾性哭喊。非疾病所致的哭吵均無發熱，哭聲宏亮如常，哭吵間歇，精神、面色正常，當滿足需要或消除不良刺激後，哭吵即停止。

2. 疾病所致

任何疾病凡能引起小兒不適或疼痛的都可引起哭鬧不安。以腹痛最常見，腦病次之。以下僅舉出以哭吵為突出表現的常見疾病：

(1)各種腸道急性感染或消化不良時，可因腸痙攣致陣發性腹痛，如伴脫水則哭聲無力或嘶啞；腸套疊可引起陣發的嚎叫不安，伴以臉色蒼白、嘔吐、血便。

(2)神經系統疾病，如顱內出血、顱內感染等，除引起哭喊，常伴有噴射性嘔吐。新生兒時期則為音調高、哭聲急的腦性尖叫。

(3)哺乳時嬰兒耳部貼近母親則啼哭，或哭時搖頭，應考慮外耳道癤或中耳炎。

(4)大便時哭吵，可能為肛裂；小便時哭吵，可能是泌尿道感染所致。

(5)臥位時安靜，在抱起時或觸動肢體時哭吵，應考慮肢體痛，如骨折、脫臼等所致。

(6)蟯蟲所致哭吵在夜間，伴肛周癢。

(7)餵奶或進食時哭吵，應考慮鼻堵塞、咽炎、口腔炎等。

(8)夜間哭鬧，多汗，人稱「夜哭郎」應檢查有無佝僂病。

(9)嬰兒濕疹、蕁痲疹、痱子等搔癢難忍，均可致煩躁哭鬧。

㈡食慾不振

良好的食慾是小兒健康的標誌之一。嬰兒出生後即有覓食反射，這是維持生命的本能，但食慾的形成必須以完善的神經系統功能為前提。新生兒期神經系統尚未發育完善，其食慾機制尚未完全建立，因此，飢餓是其調節攝食的主要因素，直至出生後三個月時才形成完善的食慾機制，而且隨著年齡的增長，情緒調節攝食的重要性日益明顯。

1.與攝食有關的中樞

一為「飽中樞」，位於下丘腦的腹內側；二為「攝食中樞」，位於下丘腦的腹外側。兩中樞之間存在著相互拮抗的作用。飽中樞興奮引起飽足感；攝食中樞興奮引起流涎、吞咽等進食動作。

2.攝食的生理調節

⑴胰島素和血糖水平：

飽中樞內有葡萄糖感受器，血糖升高，刺激該感受器，可使飽中樞興奮，抑制食慾，可見甜食、甜飲料吃多了影響食慾。

⑵來自口腔、胃、腸的神經衝動：

咀嚼、胃充盈、腸蠕動等，均可經植物神經傳入衝動，興奮飽中樞，減輕飢餓感。難怪，零食吃多了，胃不能排空，會導致吃飯不香。

⑶高蛋白食物可抑制食慾。

⑷熱負荷：

下丘腦的體溫調節中樞與攝食中樞之間有一定聯繫。表現為環境溫度高，食慾減退，這就是苦夏使小兒體重不增的原因之一。

上述攝食的調節又受大腦皮層的調控。食慾是高級神經活動現象，凡能影響高級神經活動興奮或抑制的一切因素，都能影響食慾，情緒在這裏起著重要作用。

3. 食慾不振與畏食的區別

二者的進食量都減少，但畏食者食慾正常，只是由於在進食時覺得疼痛不適，如口腔潰瘍、牙痛、吞咽困難或進食後胃部不適等，引起畏懼進食。

4. 食慾不振的常見原因

⑴精神因素：

強迫小兒多吃。因為不了解小兒生長發育的規律和個體之間的差異，而擔心孩子「瘦」、「飯量小」，過多的干涉，會引起小兒情緒上的反感，發展為厭食。幼兒初入陌生環境，產生恐懼、緊張，也影響食慾。

⑵飲食習慣不良：

吃零食過多，尤其甜食等；邊吃邊玩，不能專心進食；飲食無定時，不能形成促進食慾的「動力定型」。

⑶疾病所致：

消化系統疾病，均可使消化機能降低而導致厭食。各種感染，尤其是傳染性肝炎突出表現為食慾不振。貧血、鋅缺乏等營養障礙常影響食慾。腸寄生蟲病，致消化功能紊亂。習慣性便秘一般伴有厭食。

㈢流　涎

常見於嬰兒時期。有生理和病理等因素。

出生三個月～四個月後，唾液分泌開始增多，五個月～六個月後顯著增加，乳牙萌出對口腔內神經的刺激也使唾液分泌旺盛，而這時嬰兒口腔淺，又不會及時吞咽過多的唾液，因而常流口水，稱為「生理性流涎」，不是病態。隨著年齡的增長，流涎會自然消失。但應注意頦部、下頜、頸部的皮膚保護，經常用溫水洗淨，塗以油脂，擦口水的紙、手帕要柔軟。

當患口腔炎時，可使唾液增多而流涎。某些智力低下兒，口腔不能充分閉合，常垂涎於口外。患腦炎後遺症等神經系統疾病時，因吞咽障礙也可引起流涎。

㈣腹　痛

較大兒童可自訴，但訴說的部位和性質往往不準確。嬰幼兒如出現煩躁不安、劇烈或陣發性哭鬧、兩下肢蹺曲，甚至面色蒼白、出冷汗等應考慮到腹痛之可能。

腹痛除反映腹內臟器的病變外，全身其它系統疾患也常引起腹痛，如扁桃體炎、肺炎等。腹痛的初步鑒別：

1. 腹痛部位

明確自訴某一部位腹痛，可參考下列疾病。上腹部正中：急性胃炎、急性胰腺炎等；右上腹部：膽道蛔蟲、肝、膽疾病等；左上腹部：脾臟創傷等；臍周圍：腸蛔蟲症、急性腸炎等；右下腹部：急性闌尾炎等；左下腹部：痢疾、糞塊堵塞等；腰部：腎盂腎炎等。

2. 腹痛性質

突然發生的上腹陣發性劇痛以膽道蛔蟲症多見；腹痛放散到右肩可能為膽道疾病。

3. 其它伴隨症狀

腸系膜淋巴結炎常有上呼吸道感染史；急性胃炎常有嘔吐或不潔食物史；痢疾除腹痛外有膿血便；腸炎者腹瀉。

任何原因引起的腹痛，應盡可能到醫院作出初步診斷後，再用止痛藥物，以免影響診斷，延誤正確治療。

㈤嘔　吐

由於食管、胃或腸道呈逆蠕動，並伴有腹肌強力痙攣性收縮，迫使食管或胃內容物從口、鼻腔湧出，稱為嘔吐。小嬰兒漾奶不應視為嘔吐，由於小嬰兒賁門鬆弛，若吃奶時氣體吞入胃內，可於吃奶後有少量奶汁倒流至口腔。

不同年齡，嘔吐發生的原因往往不同。

1.新生兒

常因分娩過程中吞入羊水，經多次嘔吐將胃內容物吐淨，可自行緩解；消化道畸形（食管閉鎖、腸道閉鎖、肛門或直腸閉鎖）；腦部產傷，可致噴射性嘔吐，常伴尖聲哭叫（腦性哭叫）。

2.嬰兒時期

餵養方式不當，奶瓶孔太大，餵奶過急；肥大性幽門狹窄或幽門痙攣；各種感染，如咽炎、化膿性中耳炎、支氣管炎、肺炎等；中樞神經系統疾患，如化膿性腦膜炎；腸套疊，伴腹痛、血性粘液便。

3.幼兒時期

除上述原因外，還可因賁門痙攣致嘔吐。家長誤認為「魚肝油是補品，多多益善」，或濫用維生素 A 或 D 制劑過量，發生中毒，可引起嘔吐等症狀。

4.學齡前及學齡兒童期

常見原因有感染，其中胃腸道感染最易引起嘔吐，其它如呼吸道、泌尿道感染等；中樞神經系統疾病，多見於腦膜炎、腦炎；各種中毒；腸蛔蟲症所致的併發症，如蛔蟲性腸梗阻、膽道蛔蟲等。

㈥便　秘

大便乾硬、量少，排便困難，稱為便秘。

由於嬰幼兒體質與習慣不同，排便次數差異較大，有的嬰兒習慣於每隔 2 天～3 天排便一次，大便不堅硬，排便無困難，不屬於便秘。

小兒發生便秘的主要原因：

1. 攝入的食物及水量不足，奶液中含糖量少，消化後僅有少量殘渣，使大便量少。

2. 飲食成分不適當。飲食中蛋白質含量過高，大便呈鹼性、乾燥而次數減少。飲食中含鈣過多也會引起便秘，牛奶含鈣較人奶多，用牛奶餵養比母乳餵養易發生便秘。

3. 排便習慣不良：大腦皮層可在一定程度上興奮或抑制脊髓的排糞中樞，如果產生便意後經常受到大腦皮層的抑制（常因幼兒貪玩，或某些幼兒園不許幼兒在園內大便），就會逐漸使直腸對糞便的壓力刺激失去正常的敏感性，糞便在腸道內停留的時間過久，水分被吸收，糞便變得乾硬。

4. 腸道畸形，如先天性巨結腸等。

5. 肛周炎症、肛裂，由於排便疼痛致便秘。

㈦咳　嗽

咳嗽是一種防禦性反射。呼吸道粘膜受刺激，或呼吸道以外的刺激（來自耳、胸膜等），經迷走神經傳入咳嗽中樞，通過運動神經將傳出的衝動下達膈肌及其它呼吸肌，引起其急劇的收縮運動，產生咳嗽。小兒呼吸道血管豐富，氣管、支氣管粘膜較嫩，易發生炎症，故咳嗽為多見的症狀。

引起咳嗽的原因：

1. 呼吸道原因

急、慢性感染，包括伴有呼吸道炎症的急性傳染病。如痲疹、風疹、百日咳等；變態反應，如支氣管哮喘；異物及其它刺激，異物落入氣管、支氣管，牛奶、魚肝油等油質吸入肺內，以及寒冷、乾燥的空氣刺激等。

2. 呼吸道外原因

胸腔內炎症，鄰近器官的壓迫等。

另外，根據咳嗽的性質，可分辨一些疾病，痙攣性陣咳，應考慮百日咳；突然在進食或口中含有小物件前提下，一陣嗆咳，應考慮異物嗆入氣管；犬吠樣咳，聽起來像狗叫，伴有呼吸困難，應考慮急性喉炎；咳伴有哮喘應考慮支氣管哮喘。

㈧鼻阻塞

鼻阻塞又稱鼻呼吸困難，是鼻及鼻竇疾病的常見症狀。某些全身性疾病亦可發生鼻阻塞。

兒童鼻阻塞，用口呼吸，可致呼吸和消化系統功能紊亂，影響身體及智力發育。鼻腔是呼吸系統的第一道防線，對通過鼻腔的空氣起著清潔、濕潤和加溫的作用。用口呼吸則失去上述生理功能，且呼吸淺、快，換氣不充分，氧氣供應減少。口腔既咀嚼，又要呼吸，咀嚼不充分，影響食物的消化吸收。兒童鼻阻塞還可導致開唇露齒、面容不和諧。

鼻阻塞常見原因：

1. 增殖體肥大

可發生特殊面容稱「增殖體面容」。

2. 鼻腔異物

易發生於幼兒，多為一側鼻阻塞，常有血性膿涕及臭味。

3. 過敏性鼻炎

鼻內發癢、噴嚏、流清涕。

㈨鼻出血

鼻腔疾病的常見症狀之一，也可由全身疾病引起。

常見原因：

1. 局部原因

挖鼻、用力擤鼻、鼻腔異物等，引起鼻粘膜外傷；急性鼻炎。

2. 全身原因

出血性紫癜、白血病、再生障礙性貧血及血友病；維生素C、B_2、P缺乏，可使血管壁脆性和通透性增加；維生素K缺乏，凝血酶原時間延長，可致鼻出血；風濕病患兒也有鼻出血的現象；此外某些急性傳染病、高熱等也能引起鼻出血。

㈩耳　痛

嬰幼兒耳痛常不會訴說，或訴說不準確，多表現為煩躁不安、拒食、睡眠不安，用手拍頭、搖晃頭等現象。

耳痛可分原發性和繼發性二類。前者為耳本身的疾病所致；後者為耳部以外器官的疾病通過神經反射引起。

1. 原發性耳痛

(1)炎　症：

外耳道癤，常致較劇烈的持續性耳痛，可於張口、咀嚼時加重，癤腫潰破後痛頓消；急性化膿性中耳炎，劇烈脹痛、跳痛，鼓膜穿孔，膿液自中耳排出，痛驟減；外耳道異物繼發感染或耵聹栓塞被水泡脹，也是耳痛的常見原因。

(2)外　傷：

挫傷、凍傷、燒傷等。

2. 繼發性耳痛

(1)口腔疾病：

齲齒、阻生牙、舌部潰瘍等均可引起反射性耳痛。

(2)咽部疾病：

急性扁桃體炎、扁桃體周圍炎等。

(3)喉部疾病。

(4)顳頜關節疾病：

如錯𬌗畸形（上排牙與下排牙的咬合關係不正常）、夜間磨牙等均可致耳痛。

(十)多　汗

汗腺分泌過多，可因生理或病理因素引起。

生理性多汗見於天氣炎熱、穿蓋過多、劇烈運動等，為機體調節體溫所必須。小兒時期由於代謝旺盛，活潑好動，又不能準確地述說冷、熱，出汗常比成人多。一般，在夜間睡眠中，成人雖經皮膚蒸發水分散熱，卻看不出汗珠，稱為不顯性出汗。小兒則往往可見汗珠沁出。

因疾病所致的多汗常見的有以下幾種：

1. 佝僂病患兒多汗，一般與室溫、季節無關。由於汗的刺激，小兒搖頭擦枕止癢，致使枕部出現禿髮圈。白天活動後、哺乳後，晚上入睡後均可因多汗而濆濕衣服，深睡後汗漸消。

2. 活動性結核病（即結核感染中毒症狀明顯），不僅前半夜多汗，後半夜天亮前也多汗，故稱盜汗。

3. 風濕熱，發病年齡以五歲～十五歲多見。發熱、多汗、多發性關節痛。

4. 低血糖，頭暈、出汗、脈快等。

5. 使用解熱藥物後，可見全身出汗。

6. 汞中毒、鉛中毒、有機磷中毒等可致全身多汗。

7. 休克早期，交感神經興奮，可見多汗伴面色蒼白，肢端發涼等。

第三節 幼兒常見病

一、營養性疾病

(一)佝僂病

佝僂病為三歲以下小兒的常見病，係因缺乏維生素 D 所致，因此又稱維生素 D 缺乏性佝僂病。由於維生素 D 缺乏，使體內的鈣磷不能正常吸收與利用，從而影響骨骼的生長發育，嚴重者可致骨骼畸形。

1.病　因

⑴接觸日光不足：

人體所需要的維生素D除一小部分由食物中攝取外，主要由皮膚接受紫外線照射後產生。

陽光中紫外線到達地面的多少，與季節、緯度、時間、大氣中煙霧的多少等有很大關係。在寒冬季節較長的地區，由於白晝較短，衣著很厚，皮膚接受紫外線照射量很少，因此，易患佝僂病。

⑵生長過快：

早產兒、雙胎，先天儲存在體內的鈣少，並且出生後生長速度快，容易患佝僂病。

⑶疾病的影響：

慢性腹瀉，腸道對鈣、磷的吸收減少；膽道疾病或脂肪代謝障礙，都會影響對維生素D的攝取。

⑷鈣的吸收利用障礙：

牛奶含磷多，鈣、磷比例不適宜，用牛奶餵養的乳兒易患佝僂病。過多進食穀類食物，穀類中植酸與鈣結合成不易水解的植酸鈣，也影響鈣的利用。

2.症　狀

⑴一般症狀：

①神經精神症狀：小兒易激怒、煩躁、不活潑，對周圍環境缺乏興趣。睡眠不安，夜間常驚醒哭鬧。較大兒童可出現記憶力、理解力差，語言發育遲緩。

由於血鈣降低，致交感神經興奮性提高，患兒明顯多汗，常於睡眠時汗液浸濕枕頭（與氣候冷暖關係不大）。因頭部多汗，頭皮癢，小兒在枕頭上蹭癢，致枕部禿髮，稱為枕禿。

②運動功能發育遲緩：由於全身肌肉韌帶鬆弛，使小兒坐、立、行均較正常小兒晚。肌肉鬆軟。

③出牙遲：牙齒的鈣化因缺乏維生素 D 而受影響，使牙釉質發育不全，牙萌出較晚。

⑵骨骼改變：

在骨骼生長發育期間，由於維生素 D 的缺乏，影響骨骼的鈣化，使類骨組織大量堆積，而致骨骼發育不正常。

①頭部：乳兒顱骨生長很快，顱骨的改變常常出現在佝僂病的早期。

顱骨軟化：多發生在三個月～六個月的患兒。顱骨鈣化不好變薄，用手指輕按枕部，有乒乓球樣感覺，即手指用力時顱骨稍內陷，手指放鬆時彈回。不足三個月的小嬰兒，特別是早產兒，有顱骨軟化現象，可視為正常。

方顱：由於兩側的額骨、頂骨及枕骨向外隆起，使顱骨呈方形，頭大臉小，稱為方顱。多見於八個月～九個月以上的患兒。

前囟晚閉：前囟在一歲半尚未閉合。

②胸部：串珠肋：於肋骨與肋軟骨結合處，由於鈣化不好，類骨組織堆積，可見到或摸到呈鈍圓形的隆起，尤以第 7 肋～10 肋最明顯。於患兒前胸，左右相對稱，由上到下，鈍圓形的隆起連續呈串珠狀，故稱串珠肋。

這種類骨組織隆起，在胸腔內部比胸壁外更為明顯，則下面的肺受壓迫，而致局部肺不張。

肋膈溝或稱哈氏溝：肋骨因含鈣少，缺乏韌性，受呼吸的影響，在膈肌附著處肋骨被牽拉而內陷；同時，下部肋骨常因腹部大而外翻，形成從劍突到腋下橫向的溝形凹陷。

雞胸、漏斗胸：由於胸壁兩側下陷，致胸骨向前突出，而出現「雞胸」變形。

若劍突內陷則呈漏斗胸。

上述畸形均可影響呼吸功能，使肺活量減少。

③四肢：佝僂病手鐲或腳鐲：正常長骨的增長主要是在骨兩端的軟骨中進行。患佝僂病時，軟骨由於鈣化受阻而大量堆積，致使骨端膨大畸形。一歲左右的小兒，於腕、踝部因骨端肥厚，形成鈍圓形環狀隆起，稱為手鐲或腳鐲。

下肢彎曲：由於骨質缺鈣軟化，類骨組織又缺乏支持力，且肌肉關節韌帶鬆弛，特別是在學站、走時，在重力作用下可使骨幹彎曲，尤以脛骨最易變形，出現「O」形腿或「X」形腿。

幾個月的乳兒，小腿可向內彎曲，屬生理性彎曲。某些地區，有為小乳兒捆腿的習慣，用帶子把腿捆得很直，這樣做既不利於乳兒的生長發育，也不能預防佝僂病所致的下肢彎曲。

④脊柱：小兒學坐後，因脊柱無支撐能力，加上肌肉韌帶鬆弛，可使脊柱後凸或側彎。

3.預　防

了解佝僂病發病原因之後，就可採取有效措施加以預防。

⑴預防先天性佝僂病：

胎兒於出生前的三個月內，要從母體攝取大量的鈣，供骨骼鈣化。若孕母少見陽光，飲食中缺鈣，胎兒出生後可患先天性佝僂病。因此，孕母要經常曬太陽，吃含鈣豐富的飲食。

⑵提倡母乳餵養，及時添加輔食：

母乳中鈣、磷比例適宜，是理想的鈣的來源。及時添加蛋黃、肝泥、菜泥等輔食，可提供一定量的維生素D。

⑶多曬太陽：

多組織小兒在戶外活動，多曬太陽。只要有充分的日光照射，即使食物中缺少維生素D也不至於發病。玻璃、衣服，能阻礙紫外線通過，因此，要多在戶外活動，並盡量使陽光照射在皮膚上，但要避免暴晒。

⑷補充維生素D：

小兒滿月以後，可給予適量的維生素D制劑，以預防佝僂病。

兒童兩歲以後，生長速度減慢，又常在戶外活動，就不必再服藥了。況且兩歲以後的兒童，一般地說，佝僂病已不再進展。此時兒童雖有下肢彎曲、雞胸等骨骼改變，已屬後遺症。

在補充維生素D的同時，可口服鈣劑，或供給含鈣豐富的飲食。

㈡肥胖症

因過量的脂肪儲存使體重超過正常20%以上的營養過剩性疾病稱為肥胖症。超過標準體重的20%～30%者為輕度肥胖症；超過30%～50%者為中度肥胖症；超過50%以上者為高度肥胖症。

1.病　因

⑴多　食：

人工餵養的乳兒，易餵哺過量，胖娃娃遠比母乳餵養的多見。餵牛奶要加糖，往往糖加得多，引起小兒口渴，而乳兒只會啼哭，家長誤把渴當飢，又給孩子餵牛奶，以致多食。

已進入幼兒園的孩子，一早一晚常又加餐。節假日則點心、巧克力、花生米等吃食不斷。每日攝入的熱量已超過他們的消耗量了，家長仍希望他們多吃。

有的家長自己偏愛甜食或多脂肪的食物，就按自己的口味來提供小孩的食品。

⑵少　動：

大多數小胖子平時不愛運動，也不做家務事。少動就更胖，形成惡性循環。飲食與運動不能達到熱量的收、支平衡。因多食、少動所致的肥胖症稱單純性肥胖症。

⑶遺　傳：

雙親肥胖，子女易成肥胖體形。

⑷心理因素：

受到精神創傷或心理異常的小兒可有異常的食慾，導致肥胖症。

⑸內分泌疾病：

因疾病所致的肥胖症，除超重以外，還有其它的症狀，可與單純性肥胖鑒別。

肥胖症的危害：肥胖除了使人行動笨拙、體形不美觀以外，還會影響健康。

兒童期肥胖易致扁平足，雖然走路不多也會感到腰疼、腿疼。由於腹部脂肪堆積，橫膈上升，使呼吸不暢，易感疲乏。小兒肥胖還會造成高血脂症，成為動脈硬化的發病基礎。

肥胖繼續發展，延續到成人，更易合併高血壓心臟病、糖尿病等疾患。

肥胖還會帶來種種心理問題，如常被人取笑，因而很少交朋友，產生孤獨感。由於肢體活動不靈活，在體育活動上往往成績不佳，進而不願意參加集體遊戲，產生自卑感。

2.預　防

(1)掌握乳兒哺乳量：

從出生到一歲，體內脂肪的增長速度很快。在這期間，多食，能使體內脂肪細胞的數目猛增。患有肥胖症的人，脂肪細胞數目多且體積大，一旦消瘦些只是細胞變小，數目不會再減少，因此很容易重新胖起來。

那麼，如何正確地判斷孩子的飢飽，避免過食呢？可從以下幾個方面進行觀察：

餵奶後能安靜入睡或玩耍自如，表示奶量已夠。在兩次餵奶之間啼哭不安，可餵些開水，解渴後常可安靜下來，並非飢餓。

定期為孩子測量體重。不要只憑主觀印象，判斷孩子是胖還是瘦。不要認為越胖越好，孩子要壯不要胖。

(2)掌握幼兒的運動量：

對小孩來說，不光要吃好睡好，還要有一定的活動量。吃好睡足不能代替運動。如果很少活動，熱量攝入大於消耗，就會胖起來。

(3)減少遺傳的影響：

家長自己肥胖，孩子也容易患肥胖症，因此更要為孩子提供合理的飲食，少吃甜食和油膩的食物，多讓孩子運動。

3.矯　治

(1)飲食管理：

調節飲食的原則如下：

①必須滿足小兒的基本營養需要以保證正常的生長發育。

②不宜使體重驟然減輕。最初，只要求制止體重速增，以後可使其逐漸下降，至超過該年齡正常體重範圍10%左右時即不需嚴格限制食物。

③仍須設法滿足小兒食慾，不致受飢餓的痛苦。可選熱量少而體積大的食物，如芹菜、筍、蘿蔔等。必要時可在兩餐之間供給熱量較低的點心。

④蛋白質的供應量不宜少於1克～2克／公斤／日。碳水化合物為供給熱量的主要食品。限制脂肪。總熱量視每個病兒的實際情況而定，每日供熱量應比正常供熱量少。維生素和礦物質的供應要充足。

⑤根據以上原則，食品應以蔬菜、水果、米飯、麵食為主，外加適量的蛋白質包括瘦肉、魚、雞蛋、豆類、豆製品等。飲食調理需長期堅持才能獲得滿意的結果。

(2)解除精神負擔：

不必到處求醫，使小兒感到緊張不安。改變以往的飲食習慣也不能操之過急，若過多的干預，可能使小兒產生對抗心理。

(3)增加運動量：

應提高病兒對各種體育活動的興趣。運動時間逐漸增加。應避免劇烈運動，以免使食慾激增。

(4)因內分泌疾病等所致的肥胖症，針對病因進行治療。

(三)營養不良

營養不良是一種慢性營養缺乏症，多發生於熱量和（或）蛋白質不足的三歲以下嬰幼兒。由於攝食不足，或由於食物不能充分吸收利用，以致不能維持正常代謝，迫使機體消耗自身組織，出現體重不增或減輕，生長發育停滯，皮下脂肪減少，水腫，肌肉萎縮，免疫力低下，常伴有全身各系統的功能紊亂。

1.病　因

(1)餵養不當：

由於嬰幼兒生長發育速迅，必須供給足夠的營養物質，如果長期餵養不當，熱量不足，則可能發生營養不良。如，因母乳不足或無母乳，而採用混合餵養或人工餵養時，以澱粉食物為主，長期缺乏蛋白質和脂肪，不能滿足需要；或母乳不足，又未增添適當的輔食；或倉促斷奶，嬰兒不能適應新的食品；較大的孩子因偏食、挑食或長期食量不足，亦可發生營養不良。

(2)疾病影響：

因患某些疾病，致使長期攝食不足或攝入食物不能充分消化、吸收、利用，以及代謝消耗過多，皆可促使營養不良發生，其中以消化系統疾病多見，如長期腹瀉、慢性痢疾、嚴重的腸寄生蟲病、消化道先天畸形（唇裂、腭裂等）等。先天不足，如早產、多胎等均易引起營養不良。

2.臨床表現

營養不良可分為消瘦型和浮腫型二種。消瘦型是由於總熱量、蛋白質和各種營養素均缺乏；浮腫型則是熱量接近需要量，而蛋白質嚴重缺乏。

(1)一度營養不良：

體重比正常平均體重減少 15%～25%。腹部、軀幹部的皮下脂肪層變薄。以拇指及食指提起腹部皮膚，捏成皺褶時厚度小於 0.8 厘米。肌肉不堅實。身長、體溫及精神狀態尚無變化。

(2)二度營養不良：

體重比正常平均體重減少 25%～40%，身長也低於正常。腹部皮下脂肪層幾乎完全消失。面部脂肪也已減少。皮膚蒼白、鬆弛。肌肉發育不良，運動功能發育遲緩。情緒不穩定，睡眠不安，食慾低下。

(3)三度營養不良：

體重比正常平均體重減少40％以上，身長低於正常。臀部和面部的皮下脂肪消失，額部起皺，狀如老人。皮膚蒼白、乾燥，完全失去彈性。體溫一般低於正常。脈搏減慢或加速。精神萎靡，食慾極差。易併發感染。

3.預　防

(1)合理餵養：

大力宣傳母乳餵養的優越性，產前要保護乳頭，預防乳頭皸裂。產後，盡早讓嬰兒吸吮乳汁。如果母乳不足或無母乳者應採取合理的混合餵養或人工餵養，首選牛奶或牛奶粉，不應單獨以澱粉類餵養，因為其中缺乏優質蛋白質及脂肪等，亦不應以煉乳或麥乳精餵養。

無論母乳餵養還是其它餵養方法，都應逐步添加各種輔助食品。不要倉促斷奶，尤其要注意斷奶前後的餵養。

(2)疾病防治：

按時作預防接種以防止傳染病的發生。對患有先天畸形如唇裂、腭裂及幽門狹窄等，及時給予適當治療。及時診治各種感染，避免因久病而營養不良。

(3)合理安排生活制度：

保證嬰幼兒有充足的睡眠，飲食定時。安排適當的戶外活動和體格鍛鍊，增強體質。

(四)貧　血

貧血是指單位容積血液中的紅細胞數目和血紅蛋白濃度都比正常值顯著減少，或兩者之一有顯著減少。

造成貧血的原因很多，可分為造血不良、溶血性和失血性三類。

造血不良：因缺乏造血物質，可導致缺鐵性貧血、營養性巨幼紅細胞性貧血等；因骨髓抑制，可引起再生障礙性貧血、白血病等。

溶血性貧血：因紅細胞破壞增加所致，如，新生兒溶血症、葡萄糖-6-磷酸脫氫酶缺乏症等。

失血性貧血：急性失血，如創傷大出血；慢性失血，如鈎蟲病等。

兒童時期因缺乏造血物質所致的貧血最為常見。

1.缺鐵性貧血

缺鐵性貧血又名營養性小細胞性貧血，係因體內缺乏鐵，影響血紅蛋白的合成所致。為小兒貧血中最常見的一種，三歲以下小兒發病率較高。

⑴體內缺鐵原因：

①先天儲鐵不足：胎兒於出生前三個月，自母體獲得較多的鐵，儲存在體內。正常足月新生兒，體內儲鐵量可達250毫克～300毫克，這些儲存鐵及出生後紅細胞破壞所釋放的鐵足夠出生後三個月～四個月造血之需。

如儲鐵不足，在乳兒期，則會較早出現缺鐵性貧血。早產、雙胎兒往往先天儲鐵不足。

②飲食中鐵的攝入量不足：這是導致缺鐵性貧血的重要原因。人奶和牛奶含鐵量均低，不能滿足乳兒之需，若不及時添加含鐵豐富的輔食，則易缺鐵。幼兒多因偏食，使鐵的攝食量不足。

③生長發育過快：隨著體重增長，血容量亦相對增加。生長發育越快，鐵的需要量相對越大，越易發生缺鐵。乳兒期，尤其是早產兒最易發生缺鐵性貧血。

④疾病的影響：長期腹瀉引起鐵的吸收障礙。長期、反覆患感染

性疾病，如肺炎、氣管炎，可因消耗增多而引起貧血。患鈎蟲病，一條鈎蟲每日平均吸血 0.04 毫升～0.06 毫升，每失血 1 毫升就相當於丟失鐵 0.5 毫克。由於鈎蟲經常變換吸血部位，在腸粘膜上形成許多小出血點，不斷出血，可致嚴重貧血。

⑵症狀：

貧血可降低血液攝氧能力，使機體各器官、組織出現不同程度的缺氧。當人體從事運動時，由於能量消耗增加，氧的需要量也相應增加，這時人體通過增加肺的通氣量和心輸出量進行代償，於是會出現呼吸急促、心跳過快等現象。由於大腦供氧不足，可出現頭暈、耳鳴等症狀。受大腦直接控制的四肢肌肉變得軟弱無力，內臟活動也發生障礙。

①由於紅細胞數及血紅蛋白含量減低，使皮膚（面、耳輪、手掌等）、粘膜（瞼結膜、口腔粘膜）及甲床顯得蒼白或蒼黃。

②呼吸、脈搏加快，活動後更為明顯。

③由於組織缺氧，胃腸蠕動及消化酶的分泌功能均受到影響，因而出現食慾不振、噁心、腹脹等症狀。少數可有異嗜癖（喜吃泥土、煤渣等）。

④由於腦組織缺氧，可有精神不振、注意力不集中、易激動等表現。

⑤肝、脾、淋巴結可有輕度腫大。

⑶預　防：

①注意孕母的營養，多吃含鐵豐富的飲食。

②合理餵養乳兒，自出生後三個月添加含鐵豐富的輔食。注意糾正幼兒偏食的習慣。

③及時治療各種感染性疾病。

④有鈎蟲病，要進行驅蟲治療。

⑤早產兒、雙胎兒可補充鐵劑。

2. 營養性巨幼紅細胞性貧血

此種貧血較為少見。

⑴維生素 B_{12}、葉酸的生理功能：

維生素 B_{12} 及葉酸均為細胞核發育所必須的物質。若缺乏這些物質，會使紅細胞數目減少，並影響紅細胞的成熟，導致營養性巨幼紅細胞性貧血。

⑵缺乏維生素 B_{12}、葉酸的原因：

①攝入量不足：維生素 B_{12} 在某些動物性食物中含量較多，如肉類、肝、腎，但在奶類中含量少。葉酸在新鮮綠葉蔬菜、酵母、肝、腎中含量較多。單純用母奶餵養的乳兒，未加輔食，易發病。羊奶中葉酸含量低，以羊奶餵養的乳兒，易缺乏葉酸。長期偏食，可致攝入量不足。

②疾病的影響：胃腸道疾患、急性感染等可影響維生素 B_{12} 和葉酸的吸收利用。

⑶症　狀：

①貧血的一般表現：面色蒼黃，易疲倦，頭髮稀疏，肝、脾、淋巴結可輕度腫大。

②神經精神症狀：患兒表情呆滯、嗜睡，對外界反應差，很少哭、笑。智力和動作發育緩慢，或有倒退現象，即原來已會的動作，病後卻不會了。

多數患兒有肢體、頭部、口唇無意識地顫抖。

哭時淚少。無汗。

⑷預　防：

合理餵養。以羊奶餵養的乳兒，應注意添加富含葉酸的輔食。糾正偏食。及時治療各種感染性疾病。

二、感染性疾病及其它常見病

㈠感　冒

1.病　因

感冒是由病毒引起的常見病。氣候突變，小兒受涼、受熱，空氣污濁，過於疲倦，貪食油膩厚味等，都可使抵抗力下降，易患感冒。

2.症　狀

多數症狀較輕，可有低燒、鼻堵、打噴嚏、流鼻涕、咳嗽等症狀。

三歲以下小兒可因高燒而抽風，俗稱「抽火風」。

一般患感冒經三、四天可痊癒。若高燒不退、咳嗽加重，並有氣喘、憋氣，常因合併肺炎所致。

心肌炎，病初類似感冒。但臉色特別不好，口唇發青，稍有活動即覺氣喘、乏力。較大的孩子常訴說：「心裏難受」，這種情況千萬不要當成感冒，把病耽誤了。

許多傳染病的早期也有感冒的症狀，應細心觀察病情變化，及早發現傳染病。

3.護　理

病初及時服中藥治療，可按風寒感冒和風熱感冒對症下藥。

一般體溫在38.5℃以上，應退燒。服退燒藥要遵醫囑，不可任意加大劑量或縮短服藥間隔時間。服退燒藥過量，會使小兒體溫驟降，大汗淋漓，很危險。若藥物降溫不理想，可配合物理降溫法，一般使體溫降至38℃左右就行了。

發燒期間要臥床休息，多喝水，食物要有營養、好消化。因為高燒使心跳加快，增加了心臟負擔，臥床休息可以減輕心臟負擔。發燒時機體丟失的水分增多，要及時補充水分，促使代謝廢物排出體外。因機體代謝加速，營養物質的消耗增多，但消化功能減弱，所以特別要注意病兒的飲食。

室內空氣清新、濕潤，室溫適中，可以減少呼吸系統併發症的發生。

㈡扁桃體炎

1.病　因

扁桃體炎是因溶血性鏈球菌感染所引起，小兒在疲勞、受涼以後容易發病。

2.症　狀

發燒、畏寒。嗓子痛，因而不敢吞咽。

3.護　理

患急性扁桃體炎應徹底治療，不能一退燒就中斷治療。由於嗓子痛，吞咽困難，飲食可吃流食或半流食，如牛奶、豆漿、粥等，多喝水。飯前、飯後用溫的淡鹽水漱漱口。

若經常發作，已成慢性扁桃體炎，可以請醫生判斷一下是否應當將扁桃體摘除。若需要進行手術，要等炎症消除以後才能做。

㈢口　瘡

1. 症　狀

乳兒常因不吃奶、啼哭而被發現長了口瘡。口腔粘膜紅腫，並有淺的潰瘍。一般一周左右可以自癒。

另一種叫鵝口瘡，又稱「雪口」，是由真菌引起的感染。常發生在大量應用抗菌素之後，口腔粘膜上有白色斑膜，似凝乳狀。

2. 護　理

注意奶瓶、食具的清毒。餵母乳，應注意乳頭和母親手的清潔。小兒除在口腔局部用藥外，可口服維生素 B_1、B_2 及維生素 C 等。

㈣肺　炎

1. 病　因

可由病毒或細菌感染引起，是三歲以下小兒的常見病。患有佝僂病的小兒或感染痲疹、百日咳以後，容易發生肺炎。

2. 症　狀

一般有發燒、咳嗽、氣喘等症狀。重者面色青灰、呼吸困難、精神極差，甚至發生抽風、昏迷。

3. 護　理

⑴居屋環境：

房間內要保持空氣新鮮。開窗通風時要避免對流風。保持室內適當的濕度，以防乾燥空氣對呼吸道的刺激。室溫最好維持在 18℃～22℃，要有充足的日照。

⑵一般護理：

穿衣蓋被均不宜太厚，過熱會使小兒煩躁而加重氣喘。一般可平臥，但需經常變換體位，以減少肺部淤血，並防止痰液積存一處，有利於炎症消散。如有氣喘，可用枕頭將背部墊高，取半坐姿勢，以利呼吸。

(3)飲　食：

乳兒患肺炎常會嗆奶。餵母奶時，將病兒抱起來，坐著餵奶，並控制奶汁的流出，不要太快；餵牛奶時，橡皮奶頭孔要小，每吸幾口，拔出奶頭，讓小兒休息一會兒，則可減少嗆咳。勤餵水。

年齡稍大的孩子可吃雞蛋羹、麵片、牛奶等好消化的食物。多喝水，免得痰液粘稠不好吐出。

(4)一般，肺炎經二周～四周可好轉：

如果出現面色發灰、喘憋加重、煩躁不安、口唇發紫等現象，應立即去醫院就診。

(五)腹　瀉

1.病　因

腹瀉是小兒常見病。可因餵養不當，如進食過多、食物不易消化等導致消化不良，引起腹瀉。食物或食具被病菌污染，引起胃腸道發炎，可導致腹瀉。因患感冒、中耳炎、肺炎等也可引起消化功能紊亂導致腹瀉。

夏秋季，體內消化液的分泌減少，又容易吃進不乾淨的食物，所以腹瀉多見於夏秋季。

2.症　狀

病情輕的，一天腹瀉幾次，大便呈蛋花湯樣，體溫尚正常，吃奶不受影響。病情重的，一天腹瀉十幾次或幾十次，大便裏水分多，尿量減少，眼窩凹陷，口唇發乾，皮膚彈性差，甚至發生昏迷，而危及生命。

3.護　理

⑴口服補液：

病情較輕可用口服補液，要按照醫囑，按時把藥餵完。腹瀉時常用食品有胡蘿蔔湯、焦米湯、米湯、酸牛奶、脫脂酸奶、蘋果泥等。腹瀉減輕後，慢慢恢復平時的飲食。

⑵注意腹部保暖。

⑶每次大便後用溫水洗屁股：

特別是皮膚有皺褶處要保持乾燥、清潔。洗後用柔軟的乾毛巾吸淨水，塗上少許油脂或5%鞣酸軟膏，以防止皮膚潰爛。

㈥濕　疹

1.病　因

濕疹是一種比較常見的過敏性皮膚病。引起過敏的原因很多，可因食物引起過敏，如牛乳、羊奶、魚、蝦、蛋等；可因灰塵、羊毛、化纖等引起過敏。但往往很難找出準確的原因。

2.症　狀

濕疹多發生在二個月～三個月的乳兒。濕疹的部位多在面部，最初為細小的疹子，以後有液體滲出，乾燥後形成黃色痂皮。因皮膚刺癢，乳兒睡眠不安、煩躁哭鬧。多數在二歲左右可自癒。

3.護　理

⑴乳母盡量少吃刺激性食物，多吃含維生素豐富的食物。懷疑小兒對牛奶過敏，可試用其它乳類或乳製品。

⑵不要用鹹性肥皂給小兒洗臉，可用中性硼酸軟皂。用肥皂或洗衣粉洗過的衣服、尿布，一定要用清水漂洗乾淨，以免刺激皮膚。

⑶不用化纖、羊毛織品做貼身衣服、帽子等。

⑷打掃房間要先灑水，避免塵土飛揚。

⑸給小兒勤剪指甲，以免抓傷皮膚引起感染。

㈦痱　子

1.病　因

痱子是皮膚上汗腺開口部位的輕度炎症。天氣炎熱，出汗多，使表皮浸軟，加上皮膚上堆積的污垢，使汗腺口堵塞，而發生痱子。痱子感染就形成痱毒。

2.症　狀

痱子多發生在頭皮、前額、頸部、胸部、腋窩、大腿根等處。皮膚先出現紅斑，繼之出現針尖大小的疹子或水疱，感到刺癢。

痱毒起初是小米粒大小的膿包，漸漸形成玉米粒或杏核大小。膿包慢慢變軟，最後破潰，流出黃稠的膿液。膿包經常此消彼起，反覆發生。

3.護　理

⑴夏季注意室內通風、降溫。小兒的衣服要寬大、柔軟、吸水性強。

⑵常洗澡。先用溫水洗乾淨，再撲上痱子粉或擦痱子藥水。

⑶若反覆發生痱毒，可服清熱解毒的中藥（遵醫囑）。

㈧包莖與包皮過長

男孩陰莖頭部外層的皮膚叫包皮。包皮將陰莖頭包沒，但能向上翻起，稱為包皮過長。包皮口小，不能翻起，稱包莖。

1. 症　狀

包莖與包皮過長，會使包皮腺體的分泌物及污垢長期存留在包皮裏，形成包皮垢，刺激包皮，發生包皮炎。包皮充血水腫，陰莖頭紅腫疼痛，以致排尿困難。

2. 護　理

包皮過長，要經常清洗，除去包皮垢。患包皮炎，感染消退後，可行包皮環切術。

第四節　常用護理技術

常言說：「三分治，七分養」，對於小孩來說，生病後的護理就顯得更為重要。比如，治病離不開藥，成人可以自己服藥，小孩卻需要餵藥；成人臥床，自己可以勤翻身變換體位，乳兒患肺炎若不給他勤翻身，就不利於疾病的痊癒；成人腹瀉，自己會喝水，小孩拉稀不勤餵水就可能發生脫水。

所以掌握一些護理技術，有利於使生病的孩子早日恢復健康。

一、測體溫

體溫表由玻璃製成，裏邊裝有水銀柱，水銀遇熱上升的刻度就是體溫度數。

測體溫前，先要看看體溫計的水銀線是否在36℃以下。查看度數時，一手拿體溫表的上端，使表與眼平行，輕輕來回轉動體溫表，就可清晰地看出水銀柱上升的度數。如果超過了35℃，可用一隻手捏住沒有水銀球的那一頭，向下向外輕輕甩幾下，使水銀線降到「35」刻度以下。

測腋下溫度既安全又衛生，一般採用這種方法。測時先擦去腋窩下的汗，然後把體溫表的水銀端放在小兒腋窩中間，水銀端不能伸出腋窩外，讓小兒屈臂，大人扶著他的胳膊以夾緊體溫表，測五分鐘取出。

孩子正在哭鬧的時候，不要勉強測量體溫，等孩子安靜下來再測為好。為減少誤差，剛吃奶、吃飯以後，不宜馬上測體溫，應在飯後三十分鐘以後再測。

二、數脈搏

脈搏是左心室收縮，血液經動脈流動時，所產生的波動。數脈搏常選用較表淺的動脈。手腕部靠拇指側的撓動脈是最常採用的部位。

因脈搏易受體力活動及情緒變化的影響，為減少誤差，需在小兒安靜時進行測量。連測三個十秒鐘的脈搏數，其中兩次相同並與另一次相差不超過一次時，可認為小兒已處於安靜狀態（例如，第一個十秒鐘測得為十六次，第二個十秒為十五次，第三個十秒仍為十五次），然後測一分鐘的脈搏數。

三、觀察呼吸

小兒以腹式呼吸為主，胸壁起伏不大，觀察呼吸可以觀察腹部起伏的次數，一呼一吸計算為一次呼吸。若因種種原因，呼吸微弱，可用棉線放在鼻孔處觀察吹動的次數。

四、物理降溫法

病兒體溫升至39℃左右，就應及時採取降溫措施。降溫措施有藥物降溫和物理降溫兩種。六個月以下乳兒多採用物理降溫法。

㈠頭部冷敷

將小毛巾折疊數層，放在冷水中浸濕，擰成半乾以不滴水為度，敷在前額，每五分鐘～十分鐘換一次，也可以用熱水袋灌進涼水或小的冰塊，作成冰枕，枕在頭後。或將冷濕毛巾放在腋窩、肘窩、腹股溝（大腿根部）等處。若冷敷時小兒發生寒顫、面色發灰，應停止冷敷。

㈡酒精擦拭

酒精易於揮發，能較快地使體內熱量放散。可將70％酒精或白酒加水一倍，用小毛巾浸泡後擦腋下、肘部、頸部兩側、腋窩等處。擦拭時注意避風，以免病兒受涼。如病兒突然寒顫或面色蒼白，應停止擦拭。

應用物理降溫法，使體溫降至38℃左右即可。體溫在38℃左右，發生抽風的機會已經很少。

五、熱敷法

熱敷適用於癤腫初起時，有消炎、消腫作用。可用少一半開水，多一半涼水（水溫略低50℃）灌入熱水袋至⅔左右，慢慢放平熱水袋，使水流至袋口將氣排出，擰緊蓋子，倒提水袋檢查是否漏水，然後將水袋表面擦乾，試試溫度以不燙為宜，用毛巾包裹好，放在需要熱敷的部位。

六、餵藥

給小乳兒餵藥，可將藥片研成細小粉末，溶在糖水、果汁等香甜可口的液體中餵服，或用奶瓶像餵奶那樣餵進去。

一歲左右的孩子，已似懂非懂，常會又哭又鬧拒絕吃藥，有時需要灌藥。灌藥的辦法是，將藥片壓成粉末，放在小勺裏，加糖和少許水，調成半流狀。固定小孩頭部，使頭歪向一側，左手捏住小孩下巴，右手將勺尖緊貼孩子的嘴角將藥灌入，等孩子將藥咽下去以後，放開下巴，再讓孩子喝幾口糖水，以免嘴苦。

對二歲以後的小孩，就要鼓勵他自己吃藥了，不宜再採用灌藥的辦法。

七、滴眼藥水

先核對藥名（一定要做這一步）千萬不可滴錯了藥。操作者先把手洗乾淨。小兒眼部如有分泌物，先用乾淨毛巾擦淨，滴藥時用左手食指、拇指輕輕分開小兒上下眼皮，讓小兒頭向後仰，向上看。右手拿滴藥瓶，將藥液滴在下眼皮內（不是滴在角膜上），每次一滴～二滴。讓小兒輕輕閉上眼睛。用拇指食指輕提上眼皮，囑小兒轉動眼球，使藥液均勻佈滿眼內。

眼藥膏，宜在睡前塗用。用乾淨的玻璃棒蘸少許軟膏，讓小兒向上看，分開他的眼皮，將玻璃棒上的油膏放在下眼皮內，閉上眼皮，將棒平行由外眼角部抽出，輕輕按摩眼球，使軟膏分布均勻。使用玻璃棒前要注意檢查兩頭是否破碎，以防扎傷眼睛。使用牙膏筒樣眼藥膏，可直接擠在下眼皮內，閉上眼睛輕輕揉勻即可。

八、翻轉眼瞼

翻下眼瞼：讓小兒向上看。用右手拇指向下牽拉下眼瞼即可翻下。

翻上眼瞼：讓小兒向下看。用右手拇指及食指輕拉住上眼瞼中部皮膚，在食指向下壓的同時，拇指向上捲，即可將上眼瞼翻轉。

九、滴鼻藥水

讓小兒平臥，肩下墊上枕頭，使頭後仰，鼻孔向上。或坐在椅上，背靠椅背，頭盡量後仰。這樣可避免藥液通過鼻咽部流到口腔，或僅滴到鼻孔外口。右手持藥瓶，在距鼻孔約 2 厘米處將藥液滴入鼻孔，每側二滴～三滴，輕輕按壓鼻翼（外鼻兩側突出的部分），使藥液均勻接觸鼻腔粘膜，並進入鼻道，以發揮療效。滴藥後保持原姿勢三分鐘～五分鐘。

十、滴耳藥水

讓小兒側臥，使患耳向上。如外耳道有膿液，可先用棉花棍將膿液擦淨，再滴藥。左手牽引耳殼，使外耳道變直。右手持藥瓶將藥水從外耳道後壁滴入二滴～三滴藥液，輕輕壓揉耳屏，使藥液充分進入耳道深處。滴藥後保持原姿勢五分鐘～十分鐘。

十一、簡易通便法

肥皂條通便法：將一小塊普通肥皂削成圓錐形，蘸少許溫水，慢慢塞入肛門。利用肥皂的機械刺激，引起排便。

開塞露通便法：開塞露內裝甘油。使用前將管端封口處平行剪開，擠出少許液體潤滑管口，插入肛門，用力擠壓塑料殼後端使藥液射入肛門內。讓小兒盡量憋一會兒，再排便。

手摳乾大便法：如長時間不能排便，多量乾硬大便堆積在直腸內，用以上通便方法均無效時，可用塑料薄膜裹上食指（也可戴橡皮手套），將手紙疊成方形中間穿一小圓孔，蓋在肛門處。用油潤滑手指，輕輕插入肛門，摳出積存在肛門口的硬糞塊。

十二、採集標本

化驗血、尿、便、腦脊液等是醫生診斷病情的重要手段。供化驗用的血、尿等叫做標本。採集標本有一定的方法，這直接影響著化驗結果是否準確。如果採集的方法不得當，會造成一些假象，而影響診斷和制訂正確的治療方案。

㈠取　血

1.不需空腹取血

有些驗血項目，隨時都可以查。例如查紅細胞、白細胞、血小板、抗鏈「O」等。吃飯對化驗結果沒什麼影響。

2.需要空腹取血

有些驗血項目要求不吃早餐，空腹抽血檢查。如肝功能、血沉、血糖等。這是因為吃飯對這些化驗的結果有很大影響。比如，正常人空腹血糖為80毫克％～120毫克％，飯後1小時血糖升高至140毫克％～160毫克％，大大超過了空腹血糖的正常值。又如，早晨吃了油條、油餅之類，血液中脂類含量必然增高，而造成假象。

另外，清晨機體狀態比較穩定，所得結果更能反映實際情況，所以有的化驗要求清晨取血。

㈡留　尿

有些疾病需要化驗尿液。例如，肝臟病、腎臟病、內分泌疾病等常要驗尿。

1.當時留尿化驗

如尿常規化驗，主要是化驗尿裏有沒有紅細胞、白細胞和尿蛋白等物質及其含量。

2.需要某一段的尿液

如做尿培養，檢查尿中的細菌，就需要中間那段尿。也就是在排尿的時候，開始和最後的尿液都不要，只採集中間那段的尿液。因為尿道裏含有大量雜菌，讓開頭一段尿液沖洗一下尿道，把雜菌盡量沖掉。中間那段尿能正確反映出病人的實際情況。

3. 需要留二十四小時的尿

有的病需要留二十四小時的尿做化驗。應先將膀胱內貯存的尿排空，然後開始計算收集時間。一般由清晨開始到次日清晨。二十四小時的尿全部保留在一個帶蓋的便盆或大口瓶中，全部送去化驗。夏季應在標本中加防腐劑，如甲苯等。尿液置陰涼處保存。

㈢留大便

1. 大便常規標本

應採集新鮮糞便，糞便乾燥後會影響檢驗質量。病人排便後，用火柴棍或牙簽選少許大便放入清潔的防水紙盒裏。若為膿血便，應挑選大便中含膿血及粘液的部分。

2. 大便潛血標本

採集標本前兩日要按一定要求進食，如不能吃動物血、肝、鐵劑藥物等，以免產生假陽性反應。

3. 查腸寄生蟲卵

應在新鮮大便上從不同部位採集標本，及時送化驗。

㈣檢查腦脊液

人們一般把「腰椎穿刺」叫做「抽脊髓」，並誤認為做完以後會使孩子變傻，這種叫法和看法是不對的。

腰椎穿刺，簡稱「腰穿」，是懷疑病兒有腦病時，需要做的一種檢查。腰穿抽出來的是腦脊液，不是脊髓。穿刺的部位是在腰椎的第三、四間隙，在這個部位穿刺，碰不到脊髓，距離大腦更是遠著呢，不會發生危險，不會因腰穿使孩子變傻。

腦脊液的主要作用是保護和營養腦和脊髓，好像「護城河」中流動的水。正常人的腦脊液有150毫升，抽出1毫升～2毫升進行化驗，對身體不會有什麼影響。何況，腦脊液並非一汪死水，更新的速度很快，不是抽了多少就少了多少。

有些病兒做腰穿後智力有了明顯變化，變傻了，肢體活動不靈活了等等，這不是腰穿造成的，而是本來腦病造成的後遺症。進行腰穿有助於醫生診斷出病兒是哪一種腦病，針對病因進行治療，可以減少後遺症的發生。所以病兒家屬應該解除顧慮，積極配合醫生的檢查，以免耽誤治療。

Chapter 4

預防傳染病和寄生蟲病

第一節

有關傳染病的基本知識

一、傳染病的特性

在人體外環境中，有一些能侵襲人體的微生物，稱為病原體。

由於傳染病的致病因素是有生命的病原體，它在人體內所引起的疾病與其它致病因素所引起的疾病有本質的區別，因此，傳染病有它自己的特性。

㈠有病原體

各種傳染病都有其特異的病原體，如微生物中的病毒、細菌、衣原體、立克次體、真菌，寄生蟲中的原蟲、蠕蟲等。例如，痲疹的病原體是痲疹病毒；結核病的病原體是結核桿菌。多數傳染病的病原體是病毒。病毒比細菌小，寄生在活的細胞內，對抗菌素不敏感。

㈡有傳染性

病原體自人體排出，通過一定的途徑進入他人體內，傳播疾病。每個個體在傳染過程中的表現並不一致，這與病原體的致病力及人體的抵抗力有關。

㈢有免疫性

傳染病痊癒後，人體對同一種傳染病產生不感受性，叫做免疫。不同的傳染病產生的免疫程度也不同。如感染痲疹，可獲得終生免疫；感染流感，免疫時間很短，可多次感染。

㈣病程發展有一定的規律性

每一種傳染病從發生、發展以至恢復，大致要經歷以下幾個時期：

1.潛伏期

自病原體侵入人體，至出現症狀的這段期間，叫潛伏期。因病原體的種類、數量、毒力、人體免疫力的不同，潛伏期的長短不一。大多數傳染病的潛伏期是幾天；有的為數月，如狂犬病；有的長達數年、數十年，如痲瘋。

多數傳染病的潛伏期比較恒定，這就為確定某種傳染病的檢疫期提供了依據。一般參考某種傳染病的最長潛伏期，決定該傳染病的檢疫期限。如某幼兒園大班發現一名兒童患猩紅熱，自病兒離園之日起，該班需檢疫十二天（猩紅熱的最長潛伏期），過了檢疫期限，未再發現新病人，該班就可解除檢疫。

2.前驅期

為起病緩慢的傳染病所共有的一般性症狀，如頭痛、發燒、乏力等。如起病急速可不出現前驅期。在前驅期已具有傳染性。

3.症狀明顯期

逐漸表現出某種傳染病特有的症狀，有特異性。例如，發燒持續的時間、皮疹類型及出疹時間等方面，不同的傳染病，有不同的規律。

4.恢復期

體溫、精神、食慾逐漸恢復正常。但在恢復期，病情有時會惡化，或發生併發症。如，在傷寒恢復期，可併發腸穿孔或腸出血；在猩紅熱恢復期，可併發急性腎炎。在恢復期仍需加強護理，直至完全康復。

二、傳染病流行過程的三個基本環節

㈠傳染源

被病原體感染的人或動物叫傳染源。傳染源又可分為以下幾種：

1.病　人

是指感染了病原體，並表現出一定的症狀和體徵的人。就大多數傳染病來說，病人是主要的傳染源。病人排出病原體的整個時期叫傳染期。根據某種傳染病的傳染期，可決定病人的隔離日期。

2.病原攜帶者

可分為病後病原攜帶者（亦稱恢復期病原攜帶者）和健康病原攜帶者。某人患傳染病後，症狀已消失，但仍能排出病原體，稱為病後病原攜帶者。病原體侵入人體，但人體不出現任何症狀，卻排出病原體，稱為健康病原攜帶者。

有些傳染病的主要傳染源是病原攜帶者。如猩紅熱、流行性腦脊髓膜炎、脊髓灰質炎、傷寒、痢疾等。

3.受感染的動物

以動物為傳染源，傳播的疾病，稱為動物源性傳染病，如狂犬病等。

㈡傳染途徑

病原體從傳染源體內排出後，經過一定的方式，又侵入他人體內，所經過的途徑稱為傳染途徑。主要的傳染途徑有：

1. 空氣飛沫傳播

病原體隨同病人或病原攜帶者咳嗽、打噴嚏時噴出的飛沫，散布到周圍的空氣中，被他人吸入體內，受到傳染。空氣飛沫傳播是呼吸道傳染病的主要傳播途徑。實行濕式打掃，防止灰塵飛揚，加強通風換氣，採用紫外線照射或乳酸蒸氣消毒，可有效地切斷此傳播途徑。

2. 食物傳播

食物在製作、儲藏、運輸和銷售過程中被病原體污染，造成「病從口入」。食物傳播是腸道傳染病的主要傳播途徑。

3. 水源傳播

病原體污染水源並能在水中存活一段時間，使飲用此水的人感染疾病。不少腸道傳染病，如傷寒、細菌性痢疾、甲型病毒性肝炎等都可由此引起。有些傳染病，如血吸蟲病，是因接觸被病原體污染的水（如戲水、游泳等），病原體經皮膚侵入人體的。保護水源，飲用開水，可減少水源傳播。

4. 土壤傳播

寄生蟲卵和細菌等隨人的糞便進入土壤，可因土壤沾在人們手上，病原體經口進入人體；也可因土壤污染傷口致病（如破傷風）；或在土壤中的寄生蟲幼蟲，自人的皮膚鑽入人體致病（如鈎蟲病）。這種傳播途徑與人們接觸土壤的機會及個人衛生習慣有關。

5.日常生活接觸傳播

病原體隨同患者或攜帶者的排泄物或分泌物污染周圍的日常用品，如衣被、毛巾、食具、玩具、器皿等，造成傳播。從事炊事員、保育員等職業的人尤應注意個人衛生，嚴格執行消毒制度，以減少傳播機會。家庭中也應提倡分餐或用公筷，毛巾、臉盆等生活用品專人專用。

6.蟲媒傳播

因昆蟲叮咬、吸血而引起。如，蚊子傳播流行性乙型腦炎，白蛉傳播白蛉熱、黑熱病等。

7.直接接觸傳播

病原體不經過外界途徑，由傳染源直接到達易感染者身上，使之得病。如，狂犬病、性病等。

8.醫源性傳播

醫務人員在檢查、治療和預防疾病時或實驗操作過程中造成的疾病感染。如，帶有乙型肝炎病毒的血液，經輸血造成傳播。

9.母嬰傳播

母親和嬰兒接觸密切，一方可將疾病傳染給另一方。包括胎盤傳播、分娩損傷傳播、哺乳傳播和產後接觸傳播四類。

㈢易感者

體內缺乏對某種傳染病的免疫力，或免疫力較弱，病原體侵入後可能發病的人叫易感者。

易感人群是指人群對某種傳染病缺乏免疫，易受感染而言。人群的易感性決定於人群中每個人的免疫狀態。這種易感人群的多少，對傳染病的發生和傳播，往往有很大的影響。

三、傳染病的預防

預防傳染病需要針對傳染病流行的三個主要環節，採取綜合性措施。預防措施包括以下三個方面：

㈠管理傳染源

1. 早發現傳染病患者的具體措施

⑴兒童入園前要經過健康檢查。

⑵日常觀察：

分晨間檢查和全日觀察。

晨間檢查：檢查可在日托兒童每天入園時，整托兒童早晨起床後進行。檢查內容可根據傳染病多發季節而有所側重。

晨間檢查的方法可概括為：一摸、二問、三看。摸摸前額，粗知體溫是否正常；問問兒童在家中的生活情況；看看皮膚、五官及精神狀況有無異常。

對懷疑有傳染病的兒童，暫不得入班，需經醫生進一步檢查，再確定是否入班。

全日觀察：保教人員結合日常護理，隨時注意兒童有無異常表現。全日觀察的重點是精神、食慾、大小便、體溫及睡眠情況。

兒童活潑好動，若表現出不愛活動、乏力、呆滯等現象，往往是有病。平時食慾旺盛，突然食慾不振、噁心、嘔吐，為疾病的表現。平時入睡快、睡得安穩，現入睡困難或睡眠不安；大便次數增多、小便顏色加深；發燒等，均應進一步檢查，以便早發現、早治療疾病。

⑶職工健康檢查：

任職前要進行健康檢查，在職期間要定期體檢，以便及早發現傳染源。

2. 早隔離患者

許多傳染病，在患病早期傳染性最強，早隔離病人是控制傳染病流行的重要環節。可疑是傳染病，也應先隔離。

有條件的托、幼機構可設立隔離室，防止傳染病蔓延，並使患兒得到個別照顧。

3. 傳染病接觸者的檢疫期限

與傳染源有密切接觸的健康人和正處於該病潛伏期內的人，稱為傳染病接觸者。一般是指與傳染病患者同班的小朋友或一同居住的人。對接觸者應採取管理措施，盡可能縮小傳染的範圍，不使傳染病蔓延，而且對已處於傳染病潛伏期內的人，可以及早發現，早隔離、早治療。不同的傳染病潛伏期長短不同，即使同一種傳染病，也有「一般」、「最短」和「最長」潛伏期之分。對傳染病接觸者的檢疫期限，常依據該傳染病的最長潛伏期而定（表 4-1）。

表 4-1　急性傳染病的潛伏期、隔離和檢疫期限（供參考）

病　　名	潛伏期			病人的隔離	接觸者的檢疫
	一般（日）	最短（日）	最長（日）		
水痘	13～17	10	21	隔離至全部皮疹乾燥結痂爲止	一般不檢疫，保育機構的集體兒童檢疫21日
麻疹	8～14	6	21	皮疹出現5日後解除隔離，合併肺炎者不少於發疹後10日	檢疫14～21日，接受被動免疫者檢疫28日

續上表

病名	潛伏期			病人的隔離	接觸者的檢疫
	一般（日）	最短（日）	最長（日）		
風疹	14～21	5	25	一般不需要隔離，必要時隔離至皮疹出現5日後爲止	不檢疫
流行性腮腺炎	14～21	8	30	隔離至腺腫消失爲止	一般不檢疫，集體兒童檢疫21日
流行性感冒	1～2	數小時	4	隔離至症狀消失爲止	不檢疫，在大流行時，托幼機構、小學等集體單位檢疫3天
流行性乙型腦炎	6～8	4	21	隔離至體溫正常爲止	不檢疫
脊髓灰質炎	7～14	3	35	發病40日後解除隔離	兒童及保育機構的工作人員檢疫35日
甲型肝炎	14～21			一般在發病後40日解除隔離	集體兒童及保育機構的工作人員檢疫42日
猩紅熱	2～5	½	12	咽部症狀消失，鼻咽分泌物培養連續2次陰性，解除隔離，但自治療期不少於7日	兒童檢疫至鼻咽分泌物培養1次陰性或檢疫12日，保育機構工作人員接受醫學觀察7日
桿菌痢疾	1～4	½	8	症狀消失，糞便培養連續2次陰性，或症狀消失後一周解除隔離	不檢疫，接受醫學觀察5日，對於保育機構和飲食業的工作人員進行糞便培養1次
百日咳	7～14	2	21	發病40日後或痙咳30日後，解除隔離	一般不檢疫，有密切接觸的兒童檢疫21日

集體兒童機構，受檢疫的班不接受新來的兒童，該班一日生活制度照常進行，但一切活動都應與其它班嚴格分開。對檢疫班的兒童應加強晨檢和全日觀察，詳細了解其飲食、睡眠、大小便性狀等，注意

早期症狀和發病跡象，如有可疑，立即隔離，有待確診。醫學觀察的重點依不同的傳染病而有所側重，如因接觸痲疹而觀察，應側重體溫、皮膚和口腔的檢查；因接觸肝炎而觀察，應側重精神、食慾、大小便顏色等。過了檢疫期限，未發現新病人，可解除檢疫，一切恢復正常。

㈡切斷傳播途徑

可根據傳染病的傳播途徑，採取相應的預防措施，以切斷傳播途徑。對腸道傳染病，著重於管理糞便，保護水源，管理飲食，食具消毒，講究個人衛生等方面。預防呼吸道傳染病，簡便有效的措施是保持空氣流通。

1.經常性的預防措施

⑴搞好環境衛生、飲食衛生和個人衛生：

環境清潔、空氣新鮮、個人衛生習慣好、飲食講究衛生，是很重要的預防措施。

⑵做好經常性的消毒工作：

消毒的目的是消除或殺滅外界環境中的病原體，是切斷傳播途徑的重要措施。常用的消毒方法，有物理和化學消毒法。

物理消毒法：是簡便易行，較為有效的消毒法。它又分為機械法、煮沸法、日曬法三種。

機械法：採用洗滌、通風換氣等方法，排除部分或全部的病原體，但不能有效地殺滅病原體。

煮沸法：是簡便可靠的消毒方法。被消毒的物品必須全部浸入水中。一般致病菌在煮沸一分鐘～二分鐘後即可殺死。甲型或乙型肝炎病毒，煮沸十五分鐘～三十分鐘方能滅病毒。各種耐熱的物品、金屬器械和食具等均可煮沸消毒。

日曬法：利用紫外線消毒滅菌。一般附著在衣服、被褥等物品表面的病原體，在陽光下曝曬三小時～六小時就可殺死。流感、百日咳、流腦、痲疹等病原體，在直射陽光下很快就會被殺死。

化學消毒法：常用的化學消毒劑有以下幾種：

煤酚皂溶夜（來蘇兒）：為帶有酚臭味的紅褐色油狀液體，呈強鹹性，可用3%～5%濃度的來蘇水，消毒用具。

石灰：用10%～20%石灰乳劑消毒腸道傳染病病人的糞便。1份糞便加2份石灰乳，消毒四小時，即可達到殺菌的目的。

漂白粉：漂白粉乾粉可用於尿及稀便的消毒。0.2%～1%漂白粉澄清液，一般用於用具、家具、便盆等的消毒。漂白粉澄清液的配製方法：取有效氯含量為25%的漂白粉（有效氯含量至少應在15%以上）200克，放入桶中，先加入少量水攪拌成糊狀，再多加水，共用涼水1000毫升，攪拌均勻，即得20%的漂白粉乳劑。將製得的漂白粉乳，放在黑暗的地方，密閉靜置二十四小時，上層澄清液就是20%漂白粉原液。用時根據需要的濃度，取一定量原液加水稀釋即可。例如取原液5毫升，加水95毫升，即得1%漂白粉澄清液。漂白粉原液，用多少配多少，因即使保存在暗處，有效期也僅有四天。

氯胺（氯亞明）：0.5%溶液可用於消毒用具、家具、便盆等。3%溶液可用於消毒糞便。

過氧乙酸：0.1%～0.5%的溶液可用於不銹鋼、塑料製品、體溫表、水果等的消毒。

新潔爾滅：0.5%的溶液，可用於食具消毒。

2.傳染病發生後應採取的措施

(1)終末消毒：

指病人隔離後，對他原來的住所要進行一次徹底的消毒。若病人患呼吸道傳染病，他停留過的房間應通風換氣。若患腸道傳染病，對病人所用過的物品，如床、桌椅、玩具等均應消毒，尤其是便盆、馬桶，更應徹底消毒。

⑵隔離病人：

有條件的托幼機構可設立隔離室，並有專人護理病人。病人的一切用具均應專用，用後消毒。

㈢保護易感者

1.非特異性措施

增強兒童體質，培養良好的衛生習慣，做好環境衛生等。

2.特異性措施

進行預防接種，使易感兒童獲得免疫力，稱人工自動免疫。人工自動免疫後，人體免疫力可在一周～四周內出現，並可持續數月至數年。用於預防接種的生物製品有減毒活菌（疫）苗、死菌（疫）苗、類毒素等。

若用人工被動免疫，免疫立即出現，但持續時間僅二周～三周。用於人工被動免疫的生物製品有人血丙種球蛋白、人胎盤血丙種球蛋白等。

人工自動免疫是一種安全、有效的預防措施，在預防傳染病方面有重要意義。人工被動免疫主要用於密切接觸傳染病的易感兒童，以減輕病情或防止發病。

3.預防接種應注意的事項

⑴嚴格按照規定的劑量、次數、間隔時間進行接種，需加強免疫者也應按期進行。人體免疫力的形成取決於一定劑量的抗原刺激，在

一定限度內，免疫力的產生和接種劑量成比例，所以每一種預防接種制劑都有一定的接種劑量。

關於每種制劑的接種次數，依該制劑的性質而定。一般活疫苗接種於人體後，其免疫過程與自然感染相似，因而初次免疫只需注射一次，因免疫力持續時間較長，可隔三年～五年再進行加強免疫。而滅活疫苗的初次免疫，在一次注射後抗體濃度不高，故一般要分二次～三次注射，初次免疫後，免疫持續時間短，需及時進行加強免疫。

在進行預防接種前必須認真閱讀該制劑的說明書，特別要注意接種的劑量、途徑。

(2)使用生物製品前要仔細核對瓶簽，凡標簽不清楚或已過期的，都不能使用。安瓿有裂紋或安瓿內有搖不散的小凝塊，或製品凍結，均不可使用。

(3)接種前要嚴格消毒接種部位的皮膚。每接種一人必須換一針頭。注射器也要注意更換。

(4)嚴格掌握禁忌症。一般禁忌症有急性傳染病患者，急性傳染病接觸者（未滿檢疫期），發燒，患心、肝、腎慢性病，活動性肺結核，免疫缺陷，有過敏史及患有變態反應性疾病等。

有抽風史或腦發育不全者，不宜接種百日咳菌苗。

(5)對預防接種的反應要做適當處理。免疫制劑對人體來說是一種外來刺激。活疫苗的接種，實際上是一次人工輕度感染。死菌疫苗對人體是一種異物刺激。因此，接種後會引起不同程度的局部或全身反應。局部反應一般在接種後二十四小時內出現，注射部位紅腫疼痛，嚴重時附近淋巴結可腫大，有壓痛。全身反應主要為發燒、頭痛、噁心、嘔吐等，一般，一天～二天消失。

為了減輕反應，接受預防接種的兒童應減少體力活動，在寒冷季節要注意保暖，並留心觀察他們的體溫、精神和食慾，發燒者應臥床休息，適當給以解熱劑。要注意把預防注射反應和疾病區別開來。

(6)妥善保存預防接種卡片，每次接種後要記載注射日期、劑量、次第、初次免疫還是加強免疫。防止漏種、錯種、重種，實行計劃免疫。

4. 完成要求的接種率

易感人群中接種人數的比例，稱為接種率。

$$接種率=\frac{實際接種人數}{應接種的易感人口數}\times 100(\%)。$$

表 4-2　兒童計劃免疫程序（供參考

	*卡介苗	小兒麻痺糖丸	百白破混合制劑	麻疹活疫苗	乙型腦炎疫苗
出生	初種				
2個月		初服			
3個月		第一次復服	第一針		
4個月		第二次復服	第二針		
5個月			第三針		
8個月				初種	
1歲					二針（間隔7天～10天）
1歲半		復服	加強一針	復種	
2歲					加強一針
3歲					加強一針
4歲		復服			
6歲～7歲	復種		白破加強	復種	
13歲				復種	

第二節
幼兒常見傳染病

一、水　痘

㈠病　因

水痘是由病毒引起的呼吸道傳染病。病毒存在於病人的鼻咽分泌物及水痘的漿液中。從病人發病日起到皮疹全部乾燥結痂，都有傳染病。病初，主要經飛沫傳染。皮膚泡疹破潰後，可經衣物、用具等間接傳染。

㈡症　狀

病初一天～二天有低燒，以後出現皮疹。皮疹先見於頭皮、面部，漸延及軀幹、四肢。

最初的皮疹是紅色的小點，一天左右變成水泡，三天～四天後水泡乾縮，結成痂皮。乾痂脫落後，皮膚上不留疤痕。

在病後一周內，由於新的皮疹陸續出現，陳舊的皮疹已結痂，也有的正處在水泡的階段，所以在病人皮膚上可見到三種皮疹：紅色小點、水泡、結痂。出疹期間，皮膚刺癢。

㈢護　理

1. 發燒時應臥床休息。室內保持空氣清新。吃容易消化的食物，多喝開水。

2. 可用爐甘石洗劑等止癢。泡疹上塗龍膽紫，可使泡疹盡快乾燥結痂。

3. 給小孩剪短指甲，避免抓破皮膚引起感染。水痘感染，日後會落下疤痕。

勤換洗內衣和床單。

4. 需隔離到全部皮疹結痂為止。沒出過水痘的孩子要避免和病兒接觸。長期服用腎上腺皮質激素類藥物的孩子，要特別注意預防水痘，因一旦被傳染上水痘，可使病情惡化。

二、麻　疹

㈠病　因

痲疹是由病毒引起的呼吸道傳染病，痲疹病毒存在於病人的口鼻及眼的分泌物中，主要經飛沫傳染。病毒離開人體後，生存力不強，在流動的空氣中或日曬下半小時即被殺滅。

由於母體抗體的免疫作用，三個月～四個月以下的乳兒，不感染痲疹。隨著母體抗體逐漸消失，六個月～八個月的乳兒就很容易被傳染。自應用痲疹疫苗以來，痲疹的發病以大孩子較多。

㈡症　狀

1. 病初和患感冒相似，有發燒、咳嗽、流鼻涕、眼怕光流淚等現象。

2. 發燒後二天～三天，口腔粘膜會有改變，從兩側臼齒旁的頰粘膜上，可以看到周圍有紅暈、中心發白的小斑點，叫費——科氏斑，下唇也可有相似的斑點，這是痲疹所特有的症狀。在痲疹流行季節，對有感冒症狀的孩子，要經常查看口腔。

3. 發燒後三天～四天，開始出皮疹。皮疹先由耳後出現，漸至頸部、面部、軀幹、四肢，最後手心、腳心出疹。皮疹顏色鮮紅，略高出皮膚，皮疹之間可見到正常的皮膚顏色。

4. 出疹一般持續三天～四天，疹子出齊後開始消退，體溫漸恢復正常。皮疹消退後皮膚上留有褐色的斑點，經二周～三周斑點消退。

㈢護　理

1. 病兒住室應保持空氣新鮮，但避免讓風直吹病兒，室溫宜較恒定、空氣較濕潤。如空氣污濁易併發肺炎。

2. 注意眼部衛生。出痲疹時，眼分泌物增多，有時把上下眼皮粘在一起。可以經常用溫開水洗一洗，保持眼部清潔，不要讓眼分泌物封住眼睛。尤其是營養不良的小孩，出痲疹增加了體內維生素A的消耗，會使角膜軟化，若發生感染，就可能使眼睛失明。

3. 注意鼻腔、口腔清潔。可用棉棍蘸溫開水清除鼻涕。多喝開水，有清潔口腔的作用。

4. 飲食宜富於營養而容易消化。發燒時可吃流質飲食。燒退後，飲食仍宜清淡，但不必吃素。因為痲疹病程較長，體內營養物質的消耗較多。完全吃素會缺乏優質蛋白質、維生素A等營養物質。這樣，不僅使疾病不易痊癒，還可能得維生素A缺乏等疾病。

5.出疹發高燒應採取降低體溫的措施。有人說：「孩子出痲疹發高燒時，不能用退燒藥，否則疹子出不來」，這種說法是沒有根據的。如果高燒持續不退，可以加重病情，甚至引起抽風。適當服些退燒藥是必要的，但劑量可以比平時用量小一些。服退燒藥後出汗，要及時把汗擦乾，避免著涼。

6.疹子「內陷」應注意有無併發症。若皮疹剛露就色澤發暗、突然消失或疹子出不透，都叫疹子「內陷」。一般是有了併發症，如肺炎、心肌炎等，或因出汗多，體內水分不足，以致血液循環不好所引起。

若高燒不退，咳嗽加重，氣喘發憋，是併發肺炎的表現。

7.護理病兒的人，進入病兒所在居室要戴口罩。未出過痲疹的孩子不要到病兒房間去。護理病兒後，要在院內曬曬太陽，或吹吹風並換外衣、洗手再接觸健康孩子。

三、風　疹

(一)病　因

風疹是由風疹病毒引起的呼吸道傳染病，傳染性較小。多見於五個月到五歲的小兒，成人也偶有發生。

(二)症　狀

1.病初可有發燒、咳嗽、流鼻涕等症狀。體溫多在39℃以下。

2. 發燒當日或次日出現皮疹。皮疹很快佈滿全身，但手心、腳心一般無皮疹。

3. 耳後及枕部淋巴結腫大。

㈢護　理

風疹病情輕，很少有併發症。發燒時臥床休息，多喝開水，一般不需特殊治療。

孕婦應避免接觸風疹病人，以防被傳染。特別是懷孕早期更應注意。

四、幼兒急疹

㈠病　因

幼兒急疹是由病毒引起的呼吸道傳染病，傳染性不強。多發生在六個月至一歲半的小兒。

㈡症　狀

1. 起病突然，高燒可達 40℃，食慾差，但小兒精神卻還好。

2. 高燒三天～四天後，體溫驟然下降，同時面部及身上出現紅色疹子，經一日～二日皮疹全部退盡。

㈢護　理

高燒期間多喝水，適當服退燒藥並配合物理降溫法，降低體溫至38℃左右，以免因高燒而抽風。

五、流行性感冒

㈠病　因

流行性感冒（簡稱流感）是由流感病毒引起的呼吸道傳染病。多在冬末春初流行。流感病毒易發生變異，當人群對變異的病毒尚無免疫力時，常釀成世界性大流行。本病傳播力強，經飛沫直接傳播，飛沫污染手、用具等也可造成間接傳染。病後免疫力不持久。

㈡症　狀

1. 潛伏期數小時至一日～二日。起病急、高燒、寒顫、頭痛、咽痛、乏力、眼結合膜充血。

2. 以胃腸道症狀為主者，可有噁心、嘔吐、腹痛、腹瀉等症狀。

3. 以肺炎症狀為主者，發病一日～二日後即出現咳嗽、氣促、發紺等症狀。

4. 部分病兒有明顯的精神症狀，如嗜睡、驚厥等。

5. 嬰幼兒常併發中耳炎。

㈢護　理

1. 高燒時臥床休息。病兒居室要有陽光，空氣新鮮。飲食應易消化、有營養，多飲水。

2. 可選用板藍根、紫草、按葉、貫眾、鵝不食草、茵陳蒿、金銀花、黃連、連翹、黃芩等藥物。

3. 患兒高燒應適當降溫。嬰幼兒多採用物理降溫法。

4. 護理者戴口罩，護理患兒後洗手。

六、猩紅熱

㈠病　因

猩紅熱為乙型溶血性鏈球菌引起的呼吸道傳染病。細菌存在於病人或健康帶菌者的鼻咽部，通過空氣飛沫傳染。也可經細菌污染的食物、玩具等間接傳播。

多發生於二歲～十歲的兒童。常見於冬春季。

㈡症　狀

1. 起病急，發燒、嗓子痛、可有嘔吐。

2. 發病後一日～二日出皮疹。皮疹從耳後、頸部、腋下出現，迅速波及軀幹、四肢。全身皮膚發紅，皮疹為小米粒大小，突出於皮膚，非常細密，有癢的感覺。用手按壓，皮膚的猩紅色可暫退。在肘彎、腋窩、大腿根等皮膚有皺褶處，皮疹十分密集，呈現一條條紅線。

3. 面部潮紅，但口唇周圍明顯蒼白。

4. 於病後二日～三日，舌乳頭腫大突出，很像楊梅果，故叫「楊梅舌」。

5. 病後一周左右，皮疹消退，體溫恢復正常。皮膚有不同程度的脫皮。

㈢護　理

1. 病兒應臥床休息，吃稀軟、清淡的飲食，多喝水。

2. 注意口腔清潔，可用淡鹽水漱嗓子，一日數次。

3. 疹退後有皮膚脫屑，不要用手撕剝，以免撕破皮膚引起感染。

4. 於病後二周～三周，檢查尿。因少數病兒可在患猩紅熱後發生急性腎炎。

七、腮腺炎

㈠病　因

流行性腮腺炎是由病毒引起的呼吸道傳染病。病人腮腺腫大期間，唾液中有病毒，經飛沫傳染。

㈡症　狀

1. 起病急，可有發燒、畏寒、頭痛、食慾不振等表現。

2. 一日～二日後腮腺腫大。腫大以耳垂為中心，邊緣不清楚，有輕度壓痛。張口或咀嚼時感到腮腺部位脹痛，尤其吃硬的或酸的食物疼痛加劇。

3. 經四日～五日腮腫消退。

㈢護　理

1. 注意口腔清潔，常用淡鹽水漱口。

2. 腮腺腫痛可用濕毛巾做冷敷，也可外敷清熱解毒的中藥。

3. 在腮腫期間飲食以流質、半流質為宜，避免吃酸的食物。

4. 應用中藥治療。

八、百日咳

(一) 病因

百日咳為百日咳桿菌引起的呼吸道傳染病。病人自潛伏期末至發病後六周均有傳染性，主要經飛沫傳染，新生兒也可以受感染。

(二)症　狀

1. 病初類似感冒，數日後咳嗽加重，尤其夜間咳重。經一周～二周進入痙咳期。

2. 痙咳期表現為陣發性的咳嗽。咳聲短促，連咳十數聲而無吸氣間隙，臉憋得通紅，鼻涕、眼淚流出，最後有一深長的吸氣，發出「雞鳴」樣吼聲。常將食物吐出。

新生兒或小乳兒患百日咳，因咳嗽無力，氣管、支氣管狹窄，很容易讓痰液將下呼吸道堵塞，因此病情重，常表現為一陣陣憋氣、面色青紫，要盡早診治。

3. 經二周～六周痙咳期進入恢復期。恢復期約二周～三周。

(三)護　理

1. 病兒住室應空氣新鮮、陽光充足。不要在病兒住室內吸煙，以免刺激病兒咳嗽。天氣晴朗無風時，可讓病兒在戶外輕微活動，呼吸新鮮冷空氣可以減少陣咳的發作。

2. 嘔吐後，用溫開水漱口，補給少量食物。選擇有營養的飲食，少食多餐。

3. 百日咳病程較長，陣咳又使孩子很痛苦。家長對待病孩要耐心，孩子精神愉快也可減少陣咳發作。

九、小兒結核病

(一)病　因

結核病是由結核桿菌引起的慢性傳染病。小兒若未接種卡介苗，對結核桿菌有普遍的易感性。本病主要經呼吸道傳播，病人咳嗽時，帶有結核桿菌的飛沫浮游於空氣中，可直接傳播。病人吐出的痰乾燥後，病菌散播於飛揚的塵埃中，也可造成傳染。

飲用未消毒的污染了牛型結核菌的牛奶或食用被人型結核菌污染的食物亦可受感染。

(二)症　狀

小兒時期以原發性肺結核最常見，即結結核菌初次侵入肺部，引起的原發感染。

1. 病初可有低燒、輕咳、食慾減退。
2. 病情發展則有長期不規則低燒、盜汗、乏力、消瘦等症狀。
3. 若給予合理、及時的治療，預後良好，原發病灶鈣化。
4. 未經合理治療，病灶長期殘留，有可能發展成繼發性肺結核。

㈢護　理

1. 按醫囑用藥，用藥的原則是：早期、規律、全程、適量。

2. 充分調動病孩機體的抵抗力，使抗結核藥產生較好的效果。適當進行戶外活動，呼吸新鮮空氣。選用含蛋白質和維生素豐富的食物，其中以維生素C和維生素A更為重要。

3. 避免接觸各種傳染病，尤其痲疹、百日咳等。

4. 避免繼續與開放性結核病人接觸，以免反複受感染。因為患有開放性肺結核的成人是主要的傳染源，這些人可能被當作「氣管炎」，未與家人隔離，也未進行抗結核的治療。病孩與他們生活在一起，很容易因反覆受感染而病情惡化。

5. 原為結核病患兒，現又出現頭痛、嘔吐、嗜睡、煩躁不安等現象，應及早去醫院診治，必要時應與醫生配合，檢查腦脊液，以明確是否有結核性腦膜炎的可能。結核性腦膜炎為嚴重結核病之一，若診斷不及時或治療不當，死亡率和後遺症的發生率較高。

取幾毫升腦脊液用於檢查，不會「傷著腦子」，對身體也不會有什麼影響。通過化驗腦脊液可以早明確診斷，早針對病因進行治療，這對於病孩的康復起著重要作用。

十、傳染性肝炎

㈠病　因

傳染性肝炎是由病毒引起的傳染病。肝炎病毒可分為甲型、乙型和非甲乙型等諸多類型。

1. 甲型肝炎病毒可引起甲型傳染性肝炎

病毒存在於病人糞便中。糞便污染了食物、飲水，經口造成傳染。由於水源受到污染，泥蚶或牡蠣等水產品有濃縮並貯存甲型肝炎病毒的能力，食上述被污染的水產品可造成暴發性的流行。

2. 乙型肝炎病毒可引起乙型傳染性肝炎

病毒存在於病人的血液中，病人的唾液、鼻涕、乳汁等亦帶有病毒。

含有乙型肝炎病毒的極微量的血液就可造成傳染。可通過輸血、注射血製品、共用針頭等途徑傳播。由於病人的唾液和鼻咽分泌物中帶有病毒，所以日常生活密切接觸，共用牙刷、食具等，也是重要的傳播途徑。

在乙型傳染性肝炎病人及帶病毒者的血液中，「乙型肝炎表面抗原」（原稱「澳抗」）為陽性，可借此與甲型傳染性肝炎區別。

㈡症　狀

感染了甲型肝炎病毒以後，約經一個月的潛伏期發病，有黃疸型肝炎與無黃疸型肝炎兩種類型。

感染了乙型肝炎病毒，約經二個月～六個月的潛伏期發病，多為無黃疸型肝炎。

1. 黃疸型肝炎

病初類似感冒，相繼出現食慾減退、噁心、嘔吐、腹瀉等症狀。尤其不喜歡吃油膩的食物。

精神不好、乏力。平時活潑好動的小孩，現在喜歡坐著或躺在床上，表現得好發脾氣、煩躁、好哭。

在發病一周左右，鞏膜（白眼珠）、皮膚出現黃疸，尿色加深。

肝功能不正常。

出現黃疸後二周～六周，黃疸消退，食慾、精神好轉，肝功能逐漸恢復正常。

2. 無黃疸型肝炎

比黃疸型肝炎病情輕，一般可有發燒、乏力、噁心、嘔吐、頭暈等症狀。在病程中始終不出現黃疸。

㈢護　理

1. 急性肝炎應臥床休息

病情好轉後可輕微活動，但以不感覺疲勞為宜，要給患兒制訂每天的作息時間，使生活有規律。

2. 飲食宜少吃脂肪，適當增加蛋白質和糖的量

多吃水果、蔬菜。蛋白質是肝細胞的再生和修復所必須的營養物質。糖是供給熱量的主要來源，可以節省蛋白質作為能源的消耗。脂肪過多，只能加重肝臟的負擔，甚至發生脂肪肝。但也不宜吃過多的蛋白質和糖，過剩的蛋白質、糖可轉化成脂肪，並可加重腹脹。

3. 做好消毒隔離

病人的食具、水杯、牙刷等均要專用。食具、水杯、毛巾每日煮沸消毒一次。

便盆用消毒液浸泡。衣服、被褥常曬（曝曬四小時～六小時）。

護理患兒後，要用肥皂洗淨手。

十一、細菌性痢疾

㈠病　因

細菌性痢疾是由細菌引起的腸道傳染病。病菌存在於病人的糞便中，經口傳染。

㈡症　狀

1. 起病急，發燒、腹痛、腹瀉。一日可腹瀉幾十次，有明顯的裏急後重（指剛拉完又想拉，總有大便未排淨的感覺）。大便內有粘液和膿血。

2. 少數未見膿血便，就發生高燒、抽風、昏迷、為中毒型痢疾。

㈢護　理

1. 堅持治療。按醫囑給病兒按時服藥，不要剛好一點就把藥停了。急性痢疾治療不徹底，轉成慢性痢疾，再治療就困難了。久痢久瀉還容易形成小兒脫肛和營養不良。

2. 注意飲食。病初以流質、半流質為主。忌食多渣油膩或有刺激性的食物。病情好轉後逐步改為軟飯，並加強營養。

3. 每次排便後，用溫水洗屁股。為防止臀紅，肛門及臀部皮膚可塗5%鞣酸軟膏。

患痢疾使肛門鬆弛，容易誘發脫肛。脫肛是指肛管或直腸外翻並脫出到肛門外。長時間蹲著排便或久坐便盆更易發生脫肛。因此，不要讓患兒長時間坐在便盆上。若小兒排便，有圓滑之物脫出，應用手托回，並囑臥床。

4. 注意消毒隔離。患兒飯前、便後用肥皂洗乾淨手。食具、便盆專用，單獨洗滌消毒。護理者要注意手的清潔，護理患兒或接觸患兒的食具、便盆等以後，要用肥皂洗手。

十二、膿疱瘡

㈠病　因

膿疱瘡（俗稱黃水瘡）是由細菌引起的皮膚傳染病。

在病人的膿疱裏有大量病菌。膿液污染了衣服、用具、手，使病菌接觸健康皮膚，可造成傳染。小兒皮膚薄嫩，被昆蟲叮咬後抓傷；水使皮膚受浸漬；流涎使皮膚潰爛等，病菌都會乘虛而入。

㈡症　狀

1. 膿疱多發生於皮膚暴露部位，如面頸部、雙手等。

2. 皮膚上先出現紅斑，很快變成水疱、膿疱。膿疱破了，流出黃色膿液，膿液乾燥後結成黃痂。痂皮層層堆積。

3. 膿液中有大量病菌，流到健康皮膚上，會出新的膿疱瘡。

㈢護　理

1. 堅持上藥。上藥前先洗去黃痂。可塗5%磺胺軟膏等抗菌素軟膏。

2. 患兒的衣服、毛巾等，常洗換，並煮沸消毒。

3. 護理患兒後，用肥皂洗手。

十三、帶狀疱疹

(一)病　因

帶狀疱疹是由水痘——帶狀疱疹病毒引起的疾病，俗稱「纏腰龍」。一般認為，初次感染水痘——帶狀疱疹病毒時多發生水痘，再次感染時可發生帶狀疱疹。本病傳染性較水痘差。

(二)症　狀

1. 出疹前可有發燒、不適。

2. 數日後出現皮疹。皮疹常局限於身體一側，面、頸、胸、背、腰均可發生皮疹。初起為紅色丘疹，迅速變成米粒大小、密集的水疱，呈帶狀分佈，伴有刺痛和灼熱感。約一周水疱乾燥結痂，痂脫落不留瘢痕。

(三)護　理

1. 按醫囑給病孩服藥，如維生素 B_1、B_{12}，中藥等。

2. 局部用藥，以消炎止痛。

十四、狂犬病

(一)病　因

狂犬病是狂犬病毒引起的急性自然疫源性傳染病。人被病獸咬傷

（病犬、病貓、病狼）而受染。

㈡症　狀

1. 初期表現為傷口周圍麻木，有低燒、乏力、煩躁等症狀。

2. 典型症狀為恐水，飲水、聞流水聲，甚至談到飲水都可誘發咽肌痙攣，因此病兒渴極而懼飲。風聲等亦可引起咽肌痙攣。

3. 痙攣停止，出現肢體癱瘓。可因呼吸、循環衰竭而死亡。

㈢護　理

被可疑病獸咬傷後，應及時用 20%肥皂水或 0.1%新潔爾滅清潔傷口。沖洗後，用 75%酒精或 2%碘酒塗在傷口上。送醫院進一步診治，必要時注射狂犬病疫苗。

十五、手——足——口病

㈠病　因

本病主要由「柯薩奇病毒」引起。在病兒的水泡液、咽分泌物及糞便中均可帶有病毒。主要發生於學齡前兒童，尤以一歲～二歲嬰幼兒為多。多在夏秋季流行。

㈡症　狀

1. 潛伏期四日～六日。病初症狀輕微，如發燒、全身不適、咳嗽、咽痛等。

2. 在指（趾）的背面、側緣、手掌、足踝，尤其是指（趾）甲的周圍，發生紅色斑丘疹，很快發展為水泡。有時在臀部、軀幹和四肢也可見水泡。

3. 口腔內在舌、硬腭、頰粘膜、齒齦上發生水泡，破潰後形成淺在的糜爛，可因疼痛影響進食。

4. 一般於八日～十日水泡乾涸，病癒。

㈢護　理

發燒時應臥床休息，多飲水，吃有營養好消化的流質、半流質。飯後漱口，保持口腔清潔。因本病是由病毒引起，不必用抗菌素治療。病兒的食具、便具等應專用，用後消毒。

第三節 幼兒常見寄生蟲病

一、蛔蟲病

㈠流行特點

蛔蟲感染率很高。蛔蟲的受精卵自糞便排出，如溫度和濕度適宜，就發育成感染性蟲卵。兒童在地上爬滾玩耍，飯前不洗手，吸吮手指或生吃未洗淨的瓜果、蔬菜，均可將感染性蟲卵吞入。

蟲卵於小腸內，卵殼溶解，幼蟲穿破腸粘膜，經毛細血管入靜脈，至右心，經肺動脈至肺泡毛細血管，鑽入肺泡，經支氣管、氣管移行至會厭，再經吞咽又入消化道，在小腸內發育為成蟲。

自吞入感染性蟲卵至雌蟲成熟開始排卵，約需二個月。成蟲能存活一年～二年。

㈡症　狀

1. 成蟲在腸道內寄生，由於機械刺激常引起臍周圍陣發性疼痛，片刻可自行緩解。

2. 蛔蟲的代謝產物或死亡後的裂解物為有毒物質，可引起低燒、多汗、夜驚、磨牙等症狀。

3. 蛔蟲有喜移行及鑽孔的特點，當人體內發生某些變化，如發燒、服不足量的驅蟲藥等，可刺激蛔蟲，引起各種併發症。常見的併發症有膽道蛔蟲病、蛔蟲性腸梗阻等。

㈢預　防

1. 積極治療蛔蟲病，以減少散播蟲卵的機會。集體兒童機構可於九月、十月間集體驅蛔，因六、七月間最易感染蛔蟲卵，九月、十月間蟲卵已發育為成蟲。

常用驅蟲藥為驅蛔靈、驅蟲淨，藥量遵醫囑。

2. 改善環境衛生，講究飲食衛生、個人衛生。

二、蟯蟲病

㈠流行特點

蟯蟲蟲體細小，乳白色，又稱線頭蟲。成蟲寄生在人體結腸內，雄蟲交配後死亡，雌蟲沿結腸下行，一般在宿主入睡後兩小時左右移行至肛門周圍、會陰部產卵。雌蟲在產卵後死亡。

蟲卵經數小時即發育為有感染性的蟲卵。由於雌蟲產卵使肛周奇癢，患兒用手搔癢，手指就會沾上蟲卵。患兒的內褲、床單、被褥等沾染了蟲卵，也可傳至手上。手沾染了蟲卵，就會造成自身感染或相互感染。含有蟲卵的灰塵經呼吸道進入鼻咽部，被吞下也可造成感染。

㈡症　狀

1. 肛門周圍和會陰部奇癢。

2. 由於搔傷，使局部皮膚糜爛。

3. 睡眠不安，易煩躁。

㈢預　防

1. 避免重複感染。蟯蟲存活時間短，一般僅兩個月。但由於自身重複感染的機會多，故蟯蟲病不易除根。若能防止重複感染，雖不服驅蟲藥，也可治癒蟯蟲病。

避免重複感染的方法是，小兒穿滿檔褲睡覺，並於肛周塗上藥膏，以粘住蟲卵並止癢。早晨用肥皂與溫水洗淨肛門周圍。換下的內褲洗淨並煮沸消毒。連續十天，即可見效。

2. 培養良好的衛生習慣，如飯前便後洗手，勤剪指甲，不吸吮手指等。

3. 勤換衣服，勤曬被褥。

三、鈎蟲病

㈠流行特點

鈎蟲的成蟲形似細小綉花針，寄生於人體小腸及十二指腸。蟲卵隨糞便排出體外，在溫濕度適宜的環境中，經二十四小時～四十八小時發育為具感染性的幼蟲。人感染鈎蟲的途徑如下：幼蟲鑽入皮膚→皮下組織→侵入血管及淋巴管→右心→肺泡→支氣管→會厭→咯出；或吞咽入胃→小腸→發育為成蟲。此外，幼蟲亦可借污染的食物經口侵入人體，而直接到小腸。

當小兒赤足或臀部接觸有幼蟲的泥土時，幼蟲即能鑽入皮膚而受感染。幼嬰則多因尿布沾染有幼蟲的泥土或經污染的奶瓶、食具而受感染。

㈡症　狀

1. 感染初期，當幼蟲鑽入皮膚時，局部可有癢疹，由於抓癢可繼發細菌感染。幼蟲侵入血循環穿過肺組織時，可引起發熱、咳嗽、哮喘等症狀。

2. 成蟲吸著於腸粘膜上，吸血為生。由於鈎蟲經常更換吸附點，並分泌抗凝血物質，使腸粘膜形成許多小出血點，不斷出血，使患兒發生貧血。感染鈎蟲引起的食慾不振及消化不良更加重了貧血的程度。故隨著疾病的發展，患兒常有面色蒼黃、皮膚乾粗、毛髮稀疏、乏力、眩暈、氣短等症狀。

某些患兒有「異嗜癖」，喜吃生米、泥土等。嚴重感染可影響生長發育，智力亦減退。

㈢預　防

1. 普查普治：對流行地區的居民通過普查，對患者進行治療。

2. 糞便管理：為預防鈎蟲病的重要環節。改善環境衛生，減少環境被蟲卵污染。

3. 個人防護：流行地區兒童避免赤腳下田；避免尿布、食具被鈎蟲污染；不喝生水。

Chapter 5

幼兒的安全與急救技術

第一節

幼兒意外事故的預防和安全教育

幼兒生活經驗少，對周圍環境缺乏正確的認識，不懂得什麼是危險，又愛活動，對一切事物都想親身嘗試一下，加上幼兒動作的協調性較差，反應不夠靈敏，往往在照顧不周的情況下，發生意外事故。因此無論托兒所、幼兒園還是家庭，都應該採取有效的安全措施，並經常向幼兒進行安全教育，以保證他們的安全。

一、消除意外事故的隱患

㈠托兒所、幼兒園的安全措施

1.房舍、場地

托、幼機構的房舍要堅固，絕不使用危房，並注意定期檢修。

樓房的窗戶、樓梯要有欄杆。兒童出入的門不要裝彈簧，以免夾傷手腳。

經常打掃兒童活動場地，除去磚頭瓦塊，保持地面平整清潔。

2.設　備

室外大型運動器械之間要有適當的距離，不要離牆太近，並應注意維修。

電插座應安裝在兒童接觸不到的地方。

家具要牢固，沒有尖角和裂縫，將其放在角落或靠牆的地方。

3.玩　具

玩具不要有尖銳的邊、角，木制和金屬玩具應注意檢修。

不用口吹的玩具。自製的布類玩具，裡面的填充物要選用無毒、質軟的東西。

在兒童奔跑時，不得拿著硬的或易碎的玩具，以免跌倒時扎傷身體。

有的塑膠口袋和小兒頭部的大小相近，不要讓兒童玩，若無意中套在頭上，有窒息的危險。

4.藥品等

設專人、專櫃保管藥品。內服藥、外用藥和消毒劑要分開放置，並貼上標簽。用完藥品，定要放回原處。給兒童服藥前要仔細核對姓名、藥品、用量，避免誤服或過量。

殺蟲劑、爽身粉、衛生球、化妝品、油漆等要妥善保管，勿讓兒童拿到手。

5.組織好兒童的活動

(1)防走失：

外出活動、交接班時都要清點人數。應規定園門開關時間。建立家長接送制度。

(2)加強照顧：

兒童睡眠時，工作人員要來回巡視。兒童在小游泳池內玩耍，工作人員不得離開。

護理乳兒後，要立即拉上床欄杆。

(3)組織好各種活動。

6.安全教育

保教人員要經常對兒童進行安全教育。

⑴教育兒童遵守安全制度：

兒童有事必須得到老師允許後，才能離開班。教育兒童遵守交通規則和體育遊戲規則。兒童出入房間、上下樓梯要有秩序，不要擁擠和打鬧。

⑵教育兒童不做有危險的事情：

不玩火，不玩彈弓，不爬牆、上樹，不嬉弄牲畜等。

不要採食花、草、種子，以免中毒。

教育兒童不要把小物件銜在口中，或把玩具放在口中吮、咬。也不要把氣球碎片放在口中，以防吸入氣管，引起窒息。

㈡家庭內的安全措施

據統計，嬰幼兒發生意外傷害，最多的還是在家裡，家長對潛在的危險失去警覺是最大的隱患。例如，孩子還不會爬，家長就放心地把孩子放在沒欄杆的床上；媽媽正忙著給嬰兒洗澡，電話鈴響了，就去接電話……一來二去，也都平安無事。僥幸的「平安」卻潛伏著危險：一個不會向前爬的嬰兒，卻可以向蹭，或者滾下床來；就在幾分鐘之間，嬰兒倒在浴盆裡，水漫過了口鼻……「怎麼這回就出事了呢？！」這是家長在追悔莫及時常說的一句話。其實，正是僥幸心理，使家長疏忽了必要的安全意識，終於釀成大禍。

1.為了嬰幼兒的安全，家長應該有以下的安全意識

⑴不要把孩子托付給體弱、行動不便的老人，或讓毫無生活經驗和育兒知識的大孩子來帶。特別是逢年過節或家裡發生了大事，在忙亂之際，要安排專人照看好孩子。

⑵孩子會走以後，要為他創造一個可供玩耍的安全環境，避開危險。孩子在戶外玩，要有熟人陪伴，周圍環境安全。不讓小孩進廚

房，或單獨逗留在陽台上。

⑶玩具要符合安全的要求。隨時注意他們在玩什麼。看到孩子的嘴在動或含著東西（並非給他吃的了），要設法讓他吐出來，但不得恐嚇，可用吃食引誘以達到目的。

2.家庭意外事故的常見原因

⑴燙傷：

小孩燙著了，常與以下的情景有關：廚房裡正燒著飯，孩子跑進去玩；打翻了盛熱湯的容器；拿著打火機、火柴玩；大人抱著孩子喝熱飲料；孩子一拉桌布，熱菜、熱飯打翻在身上；爸爸叨著煙抱孩子；洗澡水還沒對好溫度，孩子已經脫了衣服等在旁邊，等等。

家長要隨時小心，勿使孩子接近熱源。特別是夏天，熱源散熱慢，孩子穿的少，更容易發生燙傷。

⑵跌傷：

嬰兒床沒拉上欄杆；孩子喜歡模仿，大人踩著椅子夠東西，孩子也會爬上椅子，待聽到哭聲，已經是摔下來了；放置的家具，給孩子攀爬窗戶、涼台欄杆等提供了方便；住樓房，窗戶沒插上插銷、通向陽台的門沒鎖好，又留孩子單獨在家裡。家長要注意消除以上的隱患。

⑶中毒：

孩子好奇心強，到手的東西常要嘗一嘗或含在嘴裡。據統計，中毒意外多為二三歲的孩子。

無論內服藥、外用藥、消毒劑、殺蟲劑、洗滌劑，以及化妝品，都要妥善保管好，並養成習慣，用畢放回原處。給孩子餵藥前要仔細核對藥名、劑量，避免服錯藥或過量。從門窗、牆壁上脫落的漆片，一定要隨時清理，漆片含鉛，以防孩子因揀食漆片引起鉛中毒。

(4)窒息：

小嬰兒，當他的臉被埋在毛巾、枕頭或媽媽鬆軟的乳房之中，喘不過氣來時，往往無力掙扎，就可能發生窒息。給嬰兒餵奶，要抱起嬰兒，取半坐位。不要躺著給孩子餵奶，媽媽困乏入睡了，鬆軟的乳房就可能堵住孩子的口鼻。

薄的塑料口袋之類的東西別讓孩子拿著玩，萬一套在頭上就危險了。

三歲以下的孩子，不宜吃整粒的花生米、豆子，吃這些較硬的食物，常來不及細嚼就吞了下去，加上孩子哭笑無常，就容易嗆著。吃棗要去核，吃西瓜要去籽。給孩子玩的東西不應比嘴小，提防他們把小物件放在嘴裡。醫生從窒息的孩子氣管中取出的異物，除了西瓜子、豆粒等，最多見的還有小扣子、小珠子。

第二節 常用急救技術

一、發生意外後

意外事故有大有小，傷勢有輕有重。在最初的幾分鐘裡，要迅速判斷出病情的輕重，以及是否需要應急處理。

㈠根據發生意外的原因判斷

可迅速危及生命的意外：如淹溺、觸電、雷擊、外傷大出血、氣管異物、中毒、車禍等，這一類意外事故，必須在現場爭分奪秒地做急救處理，以挽救生命。還有一類雖不會馬上致命，但遲遲不做處理或處理不當，可造成死亡或傷殘，如燒燙傷、腰椎骨折等等，上述意外傷害發生後，都需要進行急救。

㈡根據傷者的情況判斷

1.呼　吸

垂危病兒的呼吸可變得不規則，時快時慢、時深時淺，也就是出氣不均勻，有明顯的呼吸困難。一般觀察胸、腹的起伏，聽其呼氣的聲音，並以面頰感覺其呼氣，來檢查呼吸。呼吸已停，立即做人工呼吸。

2.脈　膊

可觸摸撓動脈、頸動脈。嚴重創傷、大失血等病兒，心跳增快，力量減弱，脈搏細而快。心跳停止，立即進行胸外心臟按摩。

3.瞳　孔

瞳孔一般直徑 3 毫米，左右兩側瞳孔的大小相同，遇到光線能迅速收縮。當病兒頭部受到嚴重傷害時，左右兩側瞳孔可大小不同，用光照射，反應不靈敏，都是危險的信號。

二、呼吸停止的急救處理

不管因為哪種傷害，已經造成呼吸極其微弱或呼吸停止，要立即施行人工呼吸，因為呼吸完全停止四分鐘以上就瀕臨死亡。

口對口吹氣法是學者一致推荐的一種簡便的人工呼吸方法，常可起到起死回生的效果。

操作的方法是：

㈠暢通呼吸道

盡量清除病人口鼻中的污泥、痰涕。已昏迷者，舌根後墜，阻塞呼吸道，要將病人頭部後仰，在頸部墊高，使舌根抬起，保持呼吸道通暢。

㈡吹氣方法

1. 對小乳兒

用嘴銜住乳兒的口鼻，吹氣，以二秒～三秒間隔吹一次。吹氣時不要太用力，見到其胸部隆起，把嘴鬆開，再輕壓其胸，幫助呼氣。這樣有節奏地進行，直到將病人送到醫院，或病人又恢復了勻稱的呼吸。若吹氣後不見胸部隆起，可能呼吸道仍不通暢，或吹氣力量太弱，要及時糾正自己的動作，並清除呼吸道分泌物。

2. 對較大的小孩

救護者深吸一口氣，捏住病兒的鼻孔，用嘴貼緊病兒的嘴，向裡吹氣。吹完一口氣，嘴離開，放鬆病兒鼻孔，輕壓其胸部，幫助呼氣。這樣有節奏地進行，每隔三秒～四秒吹一次。如果病兒牙關緊閉，也可對著鼻孔吹氣，方法與口對口吹氣法一樣。

用口對口吹氣進行急救，吹進去的是救護者呼出的氣，為什麼卻能有起死回生的效果呢？空氣中氧的含量約占 20%，二氧化碳約佔 0.03%。我們呼出的氣中氧的含量為 16%，二氧化碳為 4%。對於嚴重缺氧的病兒來說，能獲得16%的氧含量已能維持機體的基本需要。呼出氣中二氧化碳含量高，還可以起到興奮呼吸中樞的作用。所以，只要有一線希望，就要堅持進行口對口吹氣。

三、心跳停止的急救處理

當病兒心跳停止，要立即用人為的方法來維持病兒的血液循環，使心臟重新跳動。常用胸外心臟擠壓法。具體的操作方法如下：

㈠使病兒仰臥，背部有硬物支撐

使病兒臉朝上躺在平直的木板或平整的地面上。背部有硬物支撐。如果原來躺在軟床或帆布擔架上，要移至硬板或地面上，才能使心臟擠壓有效。

㈡擠壓心臟

1.對新生兒

用雙手握住其胸，用兩拇指按壓胸骨（乳頭連線的中央），使胸骨下陷約一厘米左右，然後放鬆，每分鐘按壓一百二十次左右。

2.對三歲以下小兒

左手托其背，右手用手掌根部按壓胸骨偏下方。使胸骨下陷約2厘米左右，胸骨下陷則擠壓心臟，心臟收縮將血液注入動脈，當救護者手放鬆時（手不離開原位），心臟舒張，靜脈血回流入心臟。如此，每分鐘按壓八十次左右。

3.對幼兒

救護者把右手掌放在胸骨偏下方，左手壓在右手上，呈交叉式，以助右手之力，每分鐘按壓六十次～八十次。

在進行胸外心臟擠壓時，要垂直向下用力，擠壓面積不可過大，以免傷及肋骨，更不能擠壓左胸乳頭處，該處為堅硬的肋骨，非但起不到按壓心臟的效果，還可能造成肋骨骨折，刺傷胸膜，使病情加重。

㈢與口對口吹氣同時進行

垂危病人，呼吸、心跳常同時停止，胸外心臟擠壓與口對口吹氣需同時進行。可每吹一口氣，做心臟擠壓四次～五次。為了避免吹氣和擠壓互相干擾，吹氣時，擠壓的動作暫停。若僅一名救護人員，可先吹兩口氣，再做八～十次心臟擠壓；然後再吹兩口氣，再做八次～十次心臟擠壓，也能收到較好的搶救效果。

四、創傷出血的鑒別和止血方法

兒童時期，發生外傷出血的情況較多。小量外傷出血不會有多大危險，但若遇到動脈損傷，就會引起大出血。在短時間內人體丟失了全身血量的⅓，就有生命的危險，發生大出血要立即採取止血措施。

㈠出血的種類

1. 皮下出血

皮下出血多發生在跌倒、受擠壓、受挫傷的情況下，皮膚沒有破損，只是皮下軟組織形成血腫、瘀斑。一般外用活血化瘀的藥，不久即可痊癒。

2. 外出血

外出血是指皮膚損傷，血液從傷口流出。外出血可分為毛細血管出血、靜脈出血和動脈出血三種。

⑴毛細血管出血：

血液像水珠樣滲出，多能自己凝固止血，沒有多大危險。

⑵靜脈出血：

血色暗紅，血液徐徐均勻地流出，較動脈出血容易止血。

⑶動脈出血：

血色鮮紅，血液隨著心跳，一下一下湧出，短時間內可大量失血，危險性大。

3. 內出血

內出血是指深部組織或內臟損所引起的出血。因體表沒有傷口，看不到血液外流，但對病人生命的威脅很大。傷者臉色蒼白、出冷汗、手腳發涼、呼吸急促、心慌、脈細弱。懷疑有內出血應迅速送至醫院進行搶救。

㈡止血法

1. 小傷口

對傷口較小的靜脈或毛細血管出血，可用乾淨的紗布緊壓出血處，即可止血。

2. 較大傷口

用乾淨的紗布、棉花，墊在傷口上，用繃帶包紮。

3. 指壓止血

用於動脈出血的臨時止血方法。用拇指壓住出血血管的上端（即近心端），壓閉血管，阻斷血流。迅速送病兒去醫院作進一步處理。

(1)面部出血：

一側面部出血，壓迫同側的下頜角。頭頂或一側顳部出血（太陽穴附近），用拇指壓迫耳屏前的血管搏動處。

(2)前臂出血：

壓迫肘窩（偏內側）肱動脈跳動處。

(3)手掌、手背出血：

壓迫腕部動脈跳動處。

(4)手指出血：

將手指屈入掌內，成握拳狀。

(5)大腿出血：

屈起大腿，壓迫大腿根處動脈跳動處，重壓方能止血。

(6)腳出血：

壓迫足背動脈跳動處。

五、骨折的急救

兒童時期，骨折是較常見的意外傷害。如，玩弄門窗可致指骨骨折；乳兒把腳伸到床欄杆外，可因扭旋而骨折；被帶在自行車上，腳伸進車輪；伸手摸電扇；嬉弄動物被頂傷、踢傷，以及車禍等。

(一)骨折的症狀

1. 疼痛

因斷骨刺傷周圍的組織，有劇烈的疼痛和局部明顯的壓痛。

2. 功能障礙

骨折後失去正常的功能。如指骨骨折，不能握物；下肢骨折，不能站立、行走。

3. 出現畸形

骨折後，原來附著在骨骼上的肌肉失去平衡，組織腫脹，局部出現畸形。

由於小兒骨頭最外層的骨膜較厚，可以發生「折而不斷」的現象。就像鮮嫩的柳枝，被折後，外皮還連著，小兒的這種骨折稱為「青枝骨折」，疼痛不如骨頭完全斷裂時明顯，傷肢還可以做些動作，因此這類骨折容易被忽略，而未能送去醫院治療。骨折未經復位，長上以後，肢體就會出現畸形，甚至影響正常功能。所以，小孩肢體受傷後，即便痛的不十分厲害，也要去醫院檢查一下，是否發生了骨折。

㈡現場處理

骨折的急救原則是限制傷肢再活動，避免斷骨再刺傷周圍組織，減輕疼痛。這種處理叫「固定」。

在處理骨折前，要注意觀察傷者的全身情況，若有大出血，先止血。

1. 肢體骨折

使用薄木板將傷肢固定，木板的長度必須超過傷處的上、下兩個關節。在傷肢上墊一層棉花或布類，用三角巾或繃帶把木板固定在傷肢上，將傷肢的上、下兩個關節都固定住。例如，前臂骨折，要將腕關節和肘關節都固定，使斷骨不再有活動的可能。露出手指或腳趾，以便觀察肢體的血液循環。若指、趾蒼白、發涼，示繃帶捆得太緊，應放鬆繃帶，重新固定。

沒有薄木板可就地取材，選用竹片、硬紙板、雨傘等，甚至可利用健肢做固定。例如一側大腿骨折，可將傷肢與健肢固定在一起，以避免傷肢再活動。

如果皮肉破損，斷骨露在外面，可蓋上乾淨紗布（傷口上不要塗紅藥水、紫藥水）然後做簡單固定，進行轉運。

2. 肋骨骨折

僅肋骨骨折，未傷及胸膜，傷者不覺呼吸困難，可用寬布帶將斷骨固定。讓傷者深呼氣，用寬布帶纏繞斷骨處的胸部，以減少呼吸運動的幅度。

若傷者感到呼吸困難，示已傷及胸膜，不要處理斷骨，速送醫院。

3. 頸椎骨折

先在頸下墊一小軟枕，保持頸椎的生理屈曲度，再在頭的兩側各放一硬枕，並將傷者固定在擔架上，以避免頭部晃動。

4. 腰椎骨折

凡傷及腰部，應嚴禁傷者彎腰、走動，也不得攙扶、抱持傷者使腰部彎曲。應由數名救護者動作一致地扶住傷者的肩胛、腰和臀部，將傷者「滾」到木板上，傷者俯臥，用寬布帶將其身體固定在木板上。

任何腰部的活動，屈曲、側彎和扭轉，都會加重脊髓的損傷。嚴重的脊髓損傷可導致不可恢復的截癱。

在運送過程中，要盡量平穩。

懷疑傷及骨盆，也要選用木板做擔架。

六、頭部受傷後的處理與觀察

從高處跌下、頭部被打擊、車禍等常致頭部重傷。

㈠頭部有傷口

對出血的頭部傷口，可用清潔手帕之類直接壓迫傷口，止血包紮。

1.耳、鼻流血

頭部受重傷後，有耳、鼻出血或流出微黃色的液體，說明有較嚴重的「顱底骨折」，不能用手帕、棉花等填塞耳、鼻。因為血液流經耳、鼻已被污染，若返流回顱內可導致顱內感染，後果極為嚴重。

2.在傷者昏迷後

有些人想讓傷者早點清醒，就猛拍、猛搖，希望他能哭出聲來，這是十分危險的，只會加重病情，若有顱骨骨折，則會刺傷血管、神經、腦組織。

㈡頭部沒有傷口

1.腦震盪

顱骨沒有受到損傷，只是因為外力波及到腦部，使腦組織受到震盪。最初可有數分鐘的意識喪失。清醒後，對於受傷經過不能回憶，感到頭痛、頭暈，並有嘔吐。經休息後症狀逐漸減輕，可不留後遺症。

2.顱內血管破裂

小兒顱骨彈性較好，頭部受外傷後，有時僅血管破裂而不發生顱骨骨折。當顱內出血漸多時，腦組織受壓，則出現劇烈的頭痛、頻繁嘔吐、嗜睡、昏迷等症狀。因此，受傷後可有昏迷——漸清醒——再度昏迷的現象。所以，頭部受外傷後，即便已清醒仍需要密切觀察，以免耽誤治療。

七、眼外傷的處理

眼睛是一個精細而嬌嫩的器官，遭受外傷後視力即受影響，嚴重的可致失明。

要耐心教育孩子，使他們懂得珍惜自己的眼睛，自我保護、躲避危險。同時成人要了解一些有關處理眼外傷的常識，當意外發生時，能進行現場救護，這對保護孩子的眼睛和視力是十分重要的。各種眼外傷，小至眼內掉進一顆砂粒到眼受到嚴重的外傷，都要認真對待。

㈠角膜異物和眯眼

沙子、鐵屑等異物已嵌在角膜上，應迅速送醫院處理。不要隨便用針等銳物去挑撥異物，因為異物細小，需在良好的照明、嚴密的無菌條件下進行操作，方能防止損傷角膜和預防感染。沙子、谷皮、小飛蟲等眯眼，囑小兒不要用力擠眼、揉眼，要安靜的等著大人來處理。粘在眼表面的異物，翻開眼皮後，可用乾淨的手帕或棉簽輕輕擦去。

㈡鈍挫傷

被彈弓子打在眼上，被足球、土塊、木塊擊傷眼睛等，可致眼鈍挫傷。眼球受到撞擊，會出現視網膜震盪、出血。可立即用毛巾冷敷，減少眼內出血，遮蓋雙眼，速送醫院。

㈢刺傷、劃傷

被鐵絲、小刀、毛衣針、樹枝等刺傷或劃傷眼睛，可使眼球部分破損或完全破裂。若完全破裂，可以有眼內組織脫出（最常見是深褐色的虹膜脫出）及水樣物流出。可用消毒的紗布或乾淨的毛巾敷蓋眼睛，但不要用力壓迫眼球（如加壓包扎），因為任何外力都會使眼內容物被擠出眼球，導致失明。

㈣酸、鹼燒傷

火鹼、石灰、硫酸等濺入眼內可致眼嚴重燒傷。一旦發生，要分秒必爭，就地用大量淨水清洗眼睛，自來水、井水均可。沖洗時，必須扒開上下眼皮，將眼內深部也沖洗到，以免殘留有化學物質。注意不要讓沖洗出來的水流入健眼。

㈤鞭炮炸傷

逢年過節，放鞭炮常因此引起眼爆炸傷。爆炸的衝擊力對眼球往往是嚴重的震盪並有伴有穿通傷。處理方法見刺傷、劃傷的處理。眼科醫生曾多次呼籲，不要放鞭炮。放鞭炮有百害無一利。

八、溺水的急救

㈠抓緊水上救護

略。

㈡救上岸後

1.迅速清除溺水者口鼻內的淤泥雜草

鬆解內衣、褲帶。

2.控　水

救護者取半跪姿勢，將溺水者匍伏在救護者的膝蓋上，使其頭部下垂，按壓其腹、背部，使溺水者口、咽及氣管內的水控出。但控水時間不能太久，否則失去心肺復甦的時機。

3.迅速復甦

檢查溺水者呼吸、心跳的情況。有心跳、無呼吸者，可作口對口人工呼吸。如果心跳、呼吸都停止了，應就地進行胸外心臟擠壓和口對口人工呼吸，以保證溺水者腦的血流灌注，不至於因缺氧造成不可逆的損害。邊運送溺水者，邊進行復甦。復甦開始得越早，成功率越高。

九、中毒的急救

㈠煤氣中毒

煤在燃燒不完全時可產生一氧化碳，所謂煤氣中毒實質是一氧化碳中毒。

1.症　狀

由於一氧化碳與血液中血紅蛋白的結合能力，比氧氣與血紅蛋白的結合能力大 240 倍，因此，當吸入大量的一氧化碳後，一氧化碳即與血紅蛋白結合，破壞了血紅蛋白運輸氧氣的能力，使人體缺氧。

⑴中毒輕者，感到頭痛、頭暈、耳鳴、眼花、噁心、全身無力。

⑵中毒重者，呼吸困難，最後不省人事。如不及時搶救，可出現呼吸、心跳停止。

一氧化碳與血紅蛋白結合後，形成鮮豔的紅色，所以中毒者的嘴唇、皮膚出現鮮豔的紅色，這與其他疾病引起缺氧表現嘴唇青紫，有明顯不同。

2.急　救

⑴立即打開門窗或盡快將病人移至通風好的房間內或戶外，呼吸到新鮮空氣。

⑵注意保暖。給病人蓋好被子，防止受涼。

⑶呼吸、心跳已停止，立即進行胸外心臟擠壓和口對口吹氣，護送入醫院。

⑷灌醋不能解毒，切勿耽誤時間。

㈡誤服毒物

發現孩子誤吃了有毒的東西，或亂吃了藥片、藥水等，要立即催吐、洗胃，以盡量減少有毒物質的吸收。

1. 洗胃的方法

只要病兒未昏迷，要耐心給孩子講清道理，取得合作。可先讓病兒喝些清水，再採用機械刺激的方法催吐。令孩子張大嘴，用筷子或匙柄、手指，輕輕刺激他的嗓子眼（咽弓和咽後壁），引起嘔吐。反覆喝水、催吐，直至吐出的全為清水，表明洗胃已較徹底了。

2. 兼有保護胃粘膜作用的洗胃劑

現場急救除可用清水洗胃以外，當遇到一些腐蝕性較強的毒物，為保護食道、胃的粘膜，可使用面糊、蛋清、豆漿、牛奶等，既可達到洗胃的目的，又能保護胃粘膜。

3. 若吃進毒物已過四個小時，毒物進入腸道，洗胃就沒有用了。或病兒已昏迷，應速送醫院處理。

4. 在急救的同時，要收集病兒吃剩的東西、嘔吐物，以及口袋內殘留的有毒物質，以供醫生檢驗毒物的性質，爲進一步解毒、治療提供依據。

十、燙傷的急救

燙傷是日常生活中較常見的一種意外傷害。主要因接觸開水、熱粥、熱湯、熱蒸氣造成。

根據燙傷的深淺可分為三度：

㈠燙傷分度

1. 一度燙傷

僅損傷皮膚表層，局部皮膚紅腫，沒有水泡，感到灼傷。

2. 二度燙傷

傷及真皮。局部除紅腫外，並有水泡。疼痛劇烈。

4. 三度燙傷

傷及皮下組織、肌肉。

㈡處　理

1. 迅速用涼水使燙傷部位降溫。除去被高溫液體浸透的衣物。如身上還沾有熱粥等，要輕輕擦去。

2. 一度燙傷，可在局部塗一些燙傷油、清涼油等，一般在三天～五天內可長好，不留疤痕。

二度、三度燙傷，可用乾淨的紗布、毛巾等覆蓋傷面，不要弄破水泡，避免壓迫創面，不要在創面上塗藥。送醫院處理。

3. 若燙傷面積較大，病人煩躁口渴，可少量多次給一些淡鹽水飲用。

十一、觸電的急救

在家庭中小孩觸電，常因玩弄電器、濕手摸開關、摸燈口等引起。室外高壓線落地，以斷落處為中心，形成電場，在周圍 10 米內會使人觸電。電壓愈大，離電線落地點越近，危險也越大。電閃雷鳴時，人在樹下或高大建築物下避雨，可能遭到雷擊。

㈠觸電對人體的傷害

1. 局部症狀

輕者感到發麻。重者可出現燒傷。

2. 全身症狀

重者因電流通過心臟時，引起心室顫動，致使心臟停搏，呼吸驟然停止。

㈡急　救

1. 切斷電源

救護者需冷靜分析現場情況，選擇一個安全的方法，既能儘快使觸電者脫離電流，又保證自己不遭電擊。比如，穿上膠底鞋、踩在乾木板上等。首先要切斷電源。如果電閘離得很遠或一時找不到，可用乾燥的木棍、竹竿等絕緣工具，把觸電者身上的電線挑開。

2. 現場急救

對呼吸、心跳已停止的觸電者，應立即做口對口吹氣和胸外心臟擠壓，不可中斷搶救，直到送進醫院。

保護燒傷的創面，用乾淨紗布，被單等覆蓋創面，待醫生做進一步處理。

十二、中暑的處理

由於陽光長時間照射頭部，使腦膜和大腦充血而引起的日射病，為中暑的一種類型。

1. 症　狀

有頭痛、頭暈、耳鳴、眼花、口渴等症狀。嚴重時可發生昏迷。

2. 急　救

迅速將病兒移至陰涼通風的地方。解開衣扣，躺下休息。用冷水浸濕毛巾敷在頭上，病兒若能自己飲水，多喝一些清涼飲料。可服十滴水、人丹。較輕的日射病，經上述處理，能很快痊癒。

十三、咬傷、螫傷的處理

㈠蛇咬傷

在現場，有時難以區分毒蛇或無毒蛇咬傷，可按毒蛇咬傷處理。

1. 阻止蛇毒擴散

用布帶捆扎傷口上方（距傷口 5 厘米），以避免蛇毒擴散。

2. 去除蛇毒

用清水或鹽水沖洗傷口。用刀片以傷口牙痕為中心，劃個十字切口，使毒液通暢流出，同時用手擠傷口。多次沖洗傷口後，將結紮的帶子放鬆。速送醫院進一步治療。

3. 服解毒藥

立即口服五片南通蛇藥（季德勝蛇藥），同時將藥片用溫水溶化後塗於傷口周圍。

㈡黃蜂螫傷

黃蜂也叫馬蜂。人被黃蜂螫傷，輕的只是傷處紅腫、疼痛，重的尚有氣喘、呼吸困難等症狀。

黃蜂毒液呈鹼性，可在傷口塗弱酸性液體，如食醋。有氣喘等過敏症狀，可服用撲爾敏、苯海拉明等，並送醫院治療。

㈢蜜蜂螫傷

蜜蜂的毒液呈酸性，傷口可塗弱鹼性液體，如淡鹼水、肥皂水等。

十四、氣管異物的急救

孩子嘴裡正含著東西，突然哭泣、大笑，就可能把未嚼爛的食物或含在口中的小物件嗆入氣管，形成氣管異物。異物以西瓜子、花生米、豆粒、糖豆等最多見。

㈠症　狀

氣管是呼吸的通道，當異物進入氣管，刺激粘膜，會立即出現劇烈的咳嗽。若異物較大將氣管完全堵住，會出現呼吸困難，憋氣、面色青紫。

若異物較小，可能滑入右側支氣管內（右側支氣管管腔較粗、與氣管形成的角度較小），使右肺無法呼吸，也出現呼吸困難。

㈡處　理

一旦發生氣管異物，要及時急救。方法是：救護者站在孩子的背後，摟住他的腰，用右手大拇指的背部頂住上腹部（心口窩處），左手重疊於右手之上，間斷地，向上、後方，用力推壓，使橫膈肌壓縮肺，產生氣流，將氣管異物沖出。

若病兒已昏迷，可採用仰臥體位，在其上腹部進行沖擊性推壓。經上述方法，若不能迅速排出異物，速送醫院急救。

十五、鼻腔異物

小孩在玩耍中可將紙團、小珠子、豆粒、果核等塞進鼻孔，形成鼻腔異物。

(一)症　狀

異物在鼻內存留已久，可致一側鼻堵，鼻涕很臭、帶有血絲。

(二)處　理

若當即發現小兒將異物塞進一側鼻孔，可壓住另一側鼻孔，用力擤鼻，若不能排出異物，要去醫院處理。千萬不要用鑷子試圖將異物夾出，尤其是圓滑的異物，很難夾住，越來越往深處去，一旦落入氣管，有生命危險。到了醫院，醫生使用取異物的工具，可手到病除。

十六、外耳道異物

小孩可將一些小物件放入外耳道，或昆蟲鑽進外耳道，形成外耳道異物。

(一)昆蟲入耳

昆蟲入耳，爬行騷動，使小兒感到疼痛，易及時發現。可用燈光對著外耳道口，誘昆蟲爬出，或先用甘油或食油、酒精等滴入外耳道內，將昆蟲淹斃，再夾取出來。若看不清異物，不要盲目操作，應去醫院處理。昆蟲已死，不再使小兒感到不適，可待醫生將昆蟲取出。

㈡植物性異物

植物種子、豆粒等異物遇濕膨脹，可堵塞外耳道，使聽力減退，始被發現；或因引起外耳道炎，小兒感到疼痛時方被發現。

㈢非生物類異物

石子、玻璃球、煤渣等異物，光滑者無甚刺激，可久留外耳道內；有稜角或銳利者，可損傷外耳道而引起耳痛和炎症，易較早發現。

對於植物和非生物類異物，要去醫院處理。家裡沒有良好的照明和必要的器械，且技術不熟練，易損傷外耳道皮膚，也可能將異物推向深處，損傷鼓膜，甚至將異物推入中耳，後果嚴重。

十七、咽部異物

被骨頭碴、魚刺、棗核等扎在嗓子上，不能硬往下吞食飯團、饅頭等，以求將異物咽下。

硬吞食物可能將異物推向深處，若扎破大血管，十分危險。發生異物梗喉，要去醫院處理。

十八、鼻出血

㈠出血常見部位

鼻出血的部位大多位於接近鼻孔的鼻中隔上，該處鼻粘膜菲薄、血管密集成網，為「易出血區」。

㈡處　理

1. 安慰孩子不要緊張，安靜坐著。

2. 頭略低（注意，不是仰頭），張口呼吸。捏住鼻翼（即壓迫了“易出血區”），一般壓迫十分鐘可止血。前額、鼻部用濕毛巾冷敷。

3. 止血後，二小時～三小時內不要做劇烈運動。

4. 出血較多時，可用脫脂棉卷，塞入鼻腔，堵塞緊些才能止血，若有麻黃素滴鼻液，可把藥洒在棉卷上，止血效果更好。

5. 若經上述處理，鼻出血仍不止，立即去醫院處理。

若自鼻孔流出的血已不多，但病兒有頻繁的吞咽動作，一定讓他把「口水」吐出來。若吐出的為鮮血，說明仍在出血，病兒將流入咽部的血咽下，要送醫院處理。因鼻後部出血難用一般的止血方法止住，若大量失血，十分危險。

6. 如果平時常發生鼻出血，而且皮膚上常有瘀斑，小傷口出血也不易止住，應去醫院做全面檢查。因為鼻出血可能是全身疾病的一種表現。

十九、暈　厥

暈厥是指因短時間大腦供血不足而失去知覺。常因疼痛、精神過度緊張、悶熱、站立時間過久等引起。

㈠症　狀

暈厥發生前，多有頭暈、噁心、心慌、眼前發黑等症狀，然後暈倒。面色蒼白、出冷汗，但很快能清醒過來。

㈡處　理

讓小兒平臥，頭部略放低，腳略抬高，以改善腦貧血狀況，鬆開衣領、褲帶。清醒後，喝些熱飲料。一般經短時間休息即可恢復。

二十、休　克

休克是疾病發展到一定程度的嚴重表現。外傷大出血、頻繁地吐瀉、大面積燒傷、劇烈疼痛等都可引起休克。

㈠症狀

病兒血壓下降，臉色蒼白，肢端發冷，不省人事。

㈡處理

迅速將病兒放平，頭部略低。注意保暖，速送醫院治療。

二十一、驚厥（抽風）

㈠病　因

1. 伴有發燒的抽風

夏秋季，乙型腦炎、中毒型菌痢；冬春季，流行性腦脊髓膜炎；任何季節，感冒高燒可致小兒抽風，且最多見。

2. 不伴有發燒的抽風

⑴因缺鈣抽風：

多為人工餵養的乳兒。因體內缺鈣，致血鈣過低引起抽風。本病稱為嬰兒手足搐搦症。每日可抽風多次，不發作時精神如常。

⑵痲癇：

多為年齡稍大的小兒。抽風前有先兆，抽後嗜睡，反複發作。

㈡處　理

1. 若因高燒抽風，應採取物理降溫措施

病兒清醒後喝些涼開水。可按以往服退燒藥的用量，服一次藥，送醫院治療。

2. 抽風時，讓病兒側臥，鬆開衣扣、褲帶

保護病兒不要從床上摔下，但不要緊摟著、按著病兒。用毛巾或手帕擰成痲花狀放在上、下牙之間，以免咬破舌頭。隨時擦去痰涕。可針灸或重壓人中穴。

二十二、小外傷

㈠擦　傷

如摔跤，把皮膚磕破了，傷口髒，可用涼開水沖洗傷口，除去污物。塗紅藥水或紫藥水，蓋上紗布。臉上皮膚擦傷不要塗紫藥水。

㈡挫　傷

受到石子、彈弓子等的打擊，皮膚未破，但傷處腫痛、發青。可局部冷敷，防止皮下繼續出血。水調七厘散或活血止疼散，敷傷處。限制受傷的肢體活動。

㈢割　傷

如削鉛筆，劃破了手，皮膚割裂、出血，可用碘酒消毒傷口，蓋上消毒紗布，包紮止血。

㈣扭　傷

多發生在四肢的關節部位，肌肉、韌帶等軟組織因過度牽拉而受到損傷。損傷的局部充血、腫脹和疼痛，活動受到限制。初期應停止活動減少出血，採用冷敷，以達到止血、消腫、止痛的目的。經一天～二天，出血已停止，可用熱敷促進消腫和血液的吸收。中藥七厘散外敷傷處有良好效果。

Chapter 6

托兒所的衛生管理

衛生保健工作是托兒所管理工作中的一個重要方面。托兒所衛生保健工作的目的在於保護兒童稚嫩的機體，促進兒童的生長發育，增強體質，提高對環境的適應力和對疾病的抵抗能力，使兒童身心健康。

托兒所衛生保健工作的具體內容大致可包括七個方面：1. 制定和嚴格執行科學的生活制度；2. 健康檢查和疾病防治；3. 開展體格鍛練；4. 供給合理的營養膳食；5. 培養兒童有良好生活習慣和獨立生活能力；6. 做好安全工作，防止意外事故；7. 開展健康教育。

第一節 制訂和嚴格執行科學的生活制度

生活制度，是指幼兒在托兒所一日生活中主要環節的時間安排和順序，如作業、戶外活動、進餐、睡眠和休息等。

一、為什麼要制訂生活制度

(一)使兒童生活有規律

合理的生活制度可以培養兒童良好的生活習慣，按時睡眠、按時吃飯、按時活動，能使各種生理過程形成一定的生物節律，並能滿足生理和生活的各種需要，從而有利於身體的生長發育和健康。

㈡保證勞逸結合

合理的生活制度，可使兒童在一日生活中有勞有逸，這樣就可減少神經細胞的功能損耗，使神經活動過程變得更均衡和靈活，從而有益於增進兒童的身體健康和提高學習效率。

㈢便於兒童更好地接受教育

生活制度是保教人員做好工作的必要條件。在組織好睡眠、進餐、戶外活動等主要生活環節的基礎上，才能有效地進行作業、學習等活動，使兒童更好地獲得知識、技能和養成良好的行為習慣。

二、制訂生活制度的依據

㈠考慮年齡特點

制訂生活制度，應根據各年齡兒童生理和心理的特點而有所不同。大、中、小班應有各自的生活制度。

1.睡　眠

兒童年齡越小所需的睡眠時間與次數越多（表 6-1）。在整日制托兒所，三～七歲的兒童一晝夜需要 12 小時～13 小時的睡眠（包括午睡 2 小時～2.5 小時）。

2.進　餐

三歲～七歲兒童可安排三餐一點。

3.戶外活動

每日約三小時～四小時。春、夏、秋季可安排較多的時間在戶外活動。冬季可適當縮短，但不能取消。

表 6-1　初生至七周歲小兒一日生活活動時間分配

<table>
<tr><th rowspan="3">年齡</th><th colspan="2">飲　食</th><th rowspan="3">一日安排活動時間（小時）</th><th colspan="4">睡　眠</th></tr>
<tr><th rowspan="2">次數</th><th rowspan="2">間隔時間（小時）</th><th colspan="2">晝　間</th><th rowspan="2">夜間（小時）</th><th rowspan="2">共計（小時）</th></tr>
<tr><th>次數</th><th>持續時間（小時）</th></tr>
<tr><td>2月～3月</td><td>6</td><td>3～3.5</td><td>1～1.5</td><td>4</td><td>1.5～2</td><td>10～11</td><td>17～18</td></tr>
<tr><td>3月～6月</td><td>5～6</td><td>4</td><td>1.5～2</td><td>3</td><td>2～2.5</td><td>10</td><td>16～18</td></tr>
<tr><td>6月～12月</td><td>5</td><td>4</td><td>2～3</td><td>2～3</td><td>2～2.5</td><td>10</td><td>14～15</td></tr>
<tr><td>1歲～1.5歲</td><td>5</td><td>4</td><td>3～4</td><td>2</td><td>1.5～2</td><td>10</td><td>12.5～13</td></tr>
<tr><td>1.5歲～3歲</td><td>4</td><td>4</td><td>4～5</td><td>1</td><td>2～2.5</td><td>10</td><td>12～12.5</td></tr>
<tr><td>3歲～7歲</td><td>4</td><td>4</td><td>5～6</td><td>1</td><td>2～2.5</td><td>10</td><td>12～12.5</td></tr>
</table>

4.作　業

作業時間應根據不同年齡兒童主動注意時間而定。小班每天安排一節作業，十分鐘～十五分鐘；中班每天兩節，每節二十五分鐘～三十分鐘；大班每天兩節，每節三十分鐘～三十五分鐘。作業之後應安排遊戲、體操等活動，要動靜交替。

作業應安排在兒童每天精力最充沛，注意力最集中的時候，一般在早飯後一小時左右為宜。一節課的作業內容要從易到難。每周開始時也要安排比較容易的作業。

㈡結合季節變化做適當調整

夏季，早晨起床早，中午可延長午睡時間，晚上推遲上床時間。冬季，早晨起床晚，可縮短午睡時間。其它生活環節也要做相應的調整。

三、嚴格執行一日生活制度

制訂出合理的一日生活制度後，還要堅持執行。在執行生活制度時，要做到一般管理和個別照顧相結合，對體弱多病的兒童要給以個別照顧。通過執行生活制度，培養兒童有良好的生活習慣，促進他們體、德、智全面發展。

第二節 健康檢查

一、健康檢查的目的

對健康的兒童定期或不定期進行的體格檢查，稱為「健康檢查」。通過系統的檢查，可以了解生長發育和健康狀況。健康檢查是保護兒童健康成長的重要方法之一。

二、健康檢查的種類

㈠兒童入托兒所前健康檢查

通過檢查可了解兒童生長發育情況及健康狀況，以鑒定兒童是否適合過集體生活，並預防將傳染病帶入托幼機構。

檢查的主要項目是：

1. 了解兒童健康情況、有無傳染病及慢性病史。

2. 了解預防接種完成情況。

3. 了解近期有無傳染病接觸史。如有結核病接觸史者，需做胸部透視；有肝炎接觸史者，要做肝功能檢查，如是肝炎密切接觸者，暫不能入托兒所；有急性傳染病接觸史者，如猩紅熱、百日咳、痲疹、水痘、腮腺炎等，需過檢疫期後才能入托兒所。

4. 測量身長、體重。

5. 做全面體檢。

兒童入托兒所前的健康檢查，只在一周內有效。

㈡兒童定期健康檢查

兒童入托兒所後應定期進行健康檢查，以全面衡量兒童生長發育情況，發現問題及時矯治。

一般一歲以內的兒童，每三個月檢查一次，一周歲時作一次健康評價。一歲至三歲，每半年檢查一次，三歲作一次健康評價。三歲至七歲，每年檢查一次，七歲作一次健康評價。

三、不同年齡兒童健康檢查的重點

㈠滿月至一周歲

1.向家長詢問的重點內容

⑴餵養情況，是母乳餵養，還是人工餵養或混合餵養；添加輔食的月齡、食物種類；斷奶時間。

⑵神經精神發育狀況。

⑶有無佝僂病的早期症狀，是否添加過維生素 D 制劑及其劑量。

⑷曾患何種傳染病。目前，有無傳染病接觸史。預防接種完成情況。

2.體檢重點

⑴注意小兒營養、精神狀況，對周圍的反應。測身長、體重、頭圍、胸圍。

⑵頭部檢查：有無方顱、枕禿，囟門大小。

⑶牙齒：乳牙數目，乳牙牙釉質發育情況。

⑷耳：外耳道有無分泌物。

⑸胸部：有無雞胸、串珠助。檢查心、肺有無異常，以聽診為主。

⑹腹部：觸診肝、脾大小。

⑺外生殖器：男孩，注意有無隱睾。

⑻脊柱及四肢：脊柱有無異常彎曲，四肢活動有無異常。

㈡一歲至三歲

詢問及體檢重點：神經精神發育是否正常；有無營養缺乏症；有無傳染病接觸史；測量身長、體重、頭圍、胸圍；注意囟門是否閉合，以及何時閉合；注意乳牙的數目、有無齲齒；注意有無貧血的表現；其它各項同乳兒期。

㈢三歲至七歲

詢問及體檢重點：神經精神發育是否正常；有無慢性扁桃體炎、慢性氣管炎；有無齲齒；檢查視力；測量身高、體重、頭圍、胸圍；心、肺聽診；肝、脾觸診；脊柱有無異常彎曲。

四、健康檢查的方法

㈠生長發育形態指標的測量

1. 體重測量法

測量工具為杠杆秤。秤的最大載重不超過五十公斤，準確讀數不超過 50 克。測量前先檢查 0 點，即把游錘放到「0」刻度上，若杠杆不呈水平位，調節杠杆側端的螺絲。測量時受測男童穿短褲，女童穿背心及短褲，三歲以上可站在秤台中央，三歲以下可蹲於秤台中央，一歲以下可躺著測量。測量者移動游碼到刻度尺處於水平位後讀數，記錄以公斤為單位。

2. 身長測量法

三歲以下可用量床測身長（臥位時顱頂點到腳跟的垂直長度）；

三歲以上可用身高計測身高（站立時，顱頂點到腳跟的垂直高度）。

量床用法：小兒取臥位，脫去鞋襪，臥於量床底板中線上。測量者扶住小兒頭部。使小兒面向上，兩耳在一水平線上，顱頂接觸頭板。另一位測量者位於小兒右側，左手握住小兒雙膝，使下肢伸直並緊貼量床底板，右手移動足板，使足板接觸小兒足跟。讀量床上的刻度數，以厘米為單位。

身高計使用法：受測者脫去鞋帽，取立正姿勢站在身高計的底板上，上肢自然下垂，足跟併攏，足尖分開。足跟、骶骨部和肩胛間三點靠在身高尺上，軀幹自然地挺直，兩眼平視前方，頭部保持正直。測量者將滑板輕壓受測者頭頂，測量者的眼睛與滑板呈水平位。讀數以厘米為單位。

3. 頭圍測量法

測量者面對兒童，將軟捲尺的始端固定於眉間，然後環繞頭圍，經過枕骨粗隆，再向眉間圍攏，捲尺在頭兩側的水平要一致，讀數準確至 0.1 厘米。

4. 胸圍測量法

三歲以下小兒取臥位，三歲以上取立位，均不取坐位。要在小兒呼吸處於平靜狀態下測量胸圍。取立位時，受測者自然站立，兩足分開與肩同寬，雙肩放鬆，兩上肢自然下垂。測量者面對受測者，將捲尺上緣經背部肩胛骨下角下緣至胸前，捲尺下緣經過乳頭上緣。讀數準確至 0.1 厘米。

㈡生長發育生理功能指標的測量

1. 肺活量

常用濕式肺活量計。測量時，受測者取站立位，做一二次擴胸動作或深呼吸後盡力深吸氣，吸滿後再向肺活量計的吹嘴盡力深呼氣，直到不能再呼氣為止。此時應立即關閉進氣管的開關，待浮筒平穩後讀數。每人測三次，按最大數記錄。單位為毫升。

2. 脈搏

由於脈搏的個體差異較大，易受體力活動及情緒變化的影響，需在安靜時進行測量。

3. 血壓

測血壓需在兒童安靜時進行。因血壓易受各種因素的影響，如活動、情緒緊張、體位變動等均能使血壓暫時升高。在測量前受測者靜坐休息十分鐘，測其安靜時的血壓。一般測右臂血壓。若用水銀柱血壓計，測量時所用袖帶的寬度，視年齡不同而異。袖帶寬度不宜超過上臂長的⅔或小於½。7 歲以下兒童常用 8 厘米寬的袖帶。

測血壓的方法：將袖帶纏於右上臂，緊貼皮膚，袖帶下緣距肘關節 2 厘米～3 厘米。將聽診器胸件放在被測者的肘部肱動脈上，打氣至脈跳聲消失。徐徐放氣，同時聽診，第一次出現脈搏聲時，血壓表上所示的數字為收縮壓。繼續放氣，此時脈搏聲可漸漸增強，音調變高直至忽然變弱。開始變弱時血壓表上所示的數字為舒張壓。如一次測量不滿意需重複測量時，複測前須將袖帶內空氣排盡。記錄血壓的單位為毫米汞柱。

隨著兒童年齡的增加，動脈壓力逐漸遞增。四歲以後收縮壓大約為（年齡×2）＋80，舒張壓為收縮壓之⅔。脈壓（即收縮壓與舒張壓之差）正常為 30 毫米～40 毫米汞柱。

若收縮壓大於 120 毫米汞柱，舒張壓大於 80 毫米汞柱時，應及時檢查病因。

㈢視功能檢查

1.視　力

視力在眼的檢查中占重要地位。對三歲以下小兒的可用客觀觀察的方法粗略地測知。三歲以上小兒能配合做一定的視力檢查，可用辨認形象的兒童視力表來測查。五歲以上可用國際標準視力表測查視力（詳見第七章第三節）。

如被檢眼能看清 1.0 行的全部視標，視力已達正常標準，不足 1.0 者為非正常視力。

近視力檢查的方法是：把近視力表放在眼前 30 厘米處，如能看到 1.0 或 1.0 以上的視標，則為近視力正常。其它具體要求同遠視力檢查。

2.色　覺

先天性色覺障礙分為色盲和色弱兩類。色盲是缺乏或完全沒有辨色力；色弱為辨色力不足。先天性色覺障礙中，紅、綠色盲（包括紅、綠色弱）者多，藍色盲（包括藍色弱）比較少見，全色盲更為罕見。

三歲以下小兒可用挑選顏色毛線的方法測知色覺；三歲以上可用色盲表測知。

3.眼　位

通過眼位檢查可測知小兒有無斜視。斜視程度輕的為隱斜；斜視程度重的為顯斜。

(1)角膜反光點檢查法：

小兒背光而坐，檢查者距小兒約半米遠，用手電燈光投射於小兒兩眼中間，囑小兒雙眼注視燈光，然後再仔細觀察角膜反光點的位置。

如角膜反光點的位置在角膜中央，則為正位眼；位於瞳孔緣，為偏斜 10°～15°；位於瞳孔緣與角膜緣之間，為偏斜 25°；位於角膜緣為偏斜 45°。

⑵兩眼交替遮蓋法：

檢查者坐在小兒對面，伸右手食指於小兒眼前，手指高低位於小兒水平視線內，囑小兒注視手指。與此同時，檢查者以遮板（或手掌）交替遮蓋小兒兩眼。

先遮右眼，然後迅速換遮左眼，注意觀察在轉遮左眼時，右眼是否轉動。若右眼不動，則眼位正常；如右眼轉動，可能為斜視眼。然後用同樣方法檢查左眼。

4. 立體感

可用專門的儀器或圖測查。

㈣聽力檢查

聽力檢查或稱測聽，是通過測查聲刺激所引起的反應，來了解兒童的聽覺功能狀態。現介紹主觀測聽中的耳語檢查和秒表檢查法。

1. 耳語檢查

耳語檢查是以聽語音為主的簡單易行的測聽方法，但只能測知聽力的一般情況，不能準確鑒別聽力減退的程度。

方法是：在無隔音條件下，選擇環境安靜、長於 6 米的房屋或走廊，在地上劃出 1 米～6 米的刻度，受檢者立於 6 米處，身體不靠牆壁，以免受聲音反射的影響。受檢耳朝向檢查者，用食指緊塞對側外耳道口，閉上兩眼，使受檢者看不到檢查者發音時的口唇動作。檢查者立於距受檢者 6 米處，以簡單字句發出耳語聲，讓受檢者複誦，如不能復誦，則可重複一二次，但不能提高語音。如仍聽不到，檢查者可逐漸走近受檢者，直到能聽清並復誦無誤為止，而後記下距離。耳語檢查一般以 6 米為正常聽距，記錄時以 6 米為分母，以受檢耳的耳語聽距為分子，如用 4/6、3/6 等表示聽力減退的程度。受檢耳的聽覺敏度，可以此分數的平方值表示之，例如耳語檢查結果為 3/6，則聽覺敏度為（3/6）^{2}=¼，聽力缺損為¾。

耳語檢查所用的詞彙，應選用兒童易懂的字句，並注意不同地區的方言特點。檢查前宜先對正常耳進行耳語試驗，以便掌握適當的語音強度。作耳語發音時不能振動聲帶，利用平靜呼吸時呼氣後肺內的殘存氣體，用唇齒舌等器官發出聲音。

2. 秒表檢查

秒表檢查為測驗聽力的一種簡便方法，可用以估計聽力減退程度。檢查時以能聽到表聲的距離作為判斷聽力的依據。事先應測定正常耳能聽到表聲的距離，作為正常聽力標準，一般以不大於 1 米距離能聽到聲音的表為佳。檢查時環境必須安靜。

檢查時受檢者取坐位，閉目，用手指塞緊非檢查側的外耳道口。檢查者立於受檢者背後，手持秒表於受檢耳 1 米外的外耳道平面延長線上，將表逐漸移近，直至受檢者確實聽到表聲時為止，然後記錄該耳與表間距離。反覆試驗數次，如每次結果相同，則該距離即為受檢耳的表聲聽距。用同樣方法檢查另耳。記錄方法以正常耳的表聲聽距為分母（假設為 100 厘米），以受檢耳的表聲聽距為分子（假設為 50 厘米），則以 50/100 表示受檢耳聽力減退程度。

3. 聽力計

聽力計為測試聽覺功能的電子儀器。其中純音聽力計是目前應用最廣的聽力計，它是應用電聲學原理設計而成，能產生各種頻率純音，並經耳機傳輸，以測試人耳的聽覺功能。它靠受檢者的主觀感受作出反應，故屬主觀測聽範疇。

用於體檢和小兒篩選測聽之純音聽力計叫篩選聽力計，其中最簡單的只有四個音頻（500、1,000、2,000、4,000Hz），三檔聽力級（25、40、60dB），單耳機只能做氣導測試。

近十餘年來，還有各種玩具聽力計，如玩具熊聽力計、熊貓聽力計等，都是一種手提開放聲場式的純音聽力計，裝有揚聲器，分檔為20、40、60、70dB（指距玩具前60厘米處的聲壓級）。

㈤體格檢查

對兒童進行體檢要盡可能消除他們的恐懼心理，取得合作。檢查時盡量減少不良刺激，手和用具要溫暖，手法要輕柔，速度要快。對三歲以下小兒，可將容易引起不適的檢查如眼、口腔，留待最後檢查。

1. 一般狀態

觀察小兒的發育、營養、精神以及對周圍事物的反應等。

2. 皮　膚

盡可能在明亮的自然光線下觀察。健康小兒面色紅潤；面色蒼白、蒼黃，常見於營養不良性貧血；皮膚黃疸多見於肝、膽疾病。

皮膚上見到紅色斑點，高出皮膚，用手壓之退色的為充血性皮疹，可見於痲疹、風疹、幼兒急疹等傳染病。皮膚上見到紅色斑點，壓之不退色，為皮下出血所致的出血性皮疹，小的稱為瘀點，呈片狀的稱為紫癜。出血性皮疹可見於流行性腦脊髓膜炎等疾病。

3. 淋巴結

正常小兒，在頸旁、枕部、腹股溝等處可摸到單個的、質軟的淋巴結，大小約1厘米。

小兒淺表淋巴結腫大時，應注意尋找引起淋巴結腫大的原發病灶。

檢查頸部淋巴結，讓小兒稍低頭或頭偏向檢查側，以使肌肉和皮膚鬆弛。檢查鎖骨上淋巴結時，讓小兒取坐位，頭部稍向前屈。檢查腋窩淋巴結，檢查者面對小兒，然後用右手檢查小兒左側液窩淋巴結，用左手檢查右側。

4.頭　顱

正常囟門稍低於顱骨平面，並可隨脈搏跳動。囟門至一歲半未關閉，則為骨化障礙。囟門關閉過早，頭圍明顯小於正常，可見於頭小畸形。

頭顱大，主要是兩側額骨隆起，稱方顱，見於佝僂病。

5.眼、耳、鼻

(1)眼：

眼瞼組織疏鬆，輕度水腫即可在眼瞼上表現出來。眼瞼浮腫常見於急性腎炎。

檢查瞼結膜時須翻轉眼瞼才能進行。瞼結膜充血見於結膜炎；瞼結膜有顆粒與濾泡見於沙眼；結膜蒼白見於貧血。

鞏膜黃染見於肝、膽疾病。

(2)耳：

注意外耳道有無溢膿；牽拉耳廓時有無疼痛。

(3)鼻：

注意鼻腔是否通暢，鼻腔分泌物的多少及性質。

6.口腔及咽部

(1)口唇：

健康小兒口唇紅潤光澤；貧血時口唇蒼白；口唇發紺常因血液中還原血紅蛋白增加之故，見於心、肺功能不全。

(2)口腔粘膜：

正常口腔粘膜光潔呈粉紅色。若頰粘膜上有白色片狀物，形似奶凝塊，為白色念珠菌引起的鵝口瘡。

(3)牙齒：

注意牙齒數目、排列、顏色，有無齲齒。

(4)舌：

正常小兒舌質淡紅而潤，可有薄白苔。舌質紅、舌乳頭腫脹似草莓，稱草莓舌，見於猩紅熱。

小兒發音不清楚，注意檢查舌系帶是否過短。

(5)咽部：

小兒取坐位，頭略後仰，口張大並發「啊」音，檢查者用壓舌板將舌的前⅔與後⅓交界處迅速下壓，此時軟腭上抬，在照明的配合下，即可見扁桃體、咽後壁等。

扁桃體發炎時，腺體紅腫，扁桃體隱窩內有黃色膿性分泌物。

(6)喉：

注意有無聲音嘶啞、失音。

(7)腮線：

腮腺位於耳屏、下頜角、顴弓所構成的三角區內。腮腺腫大時，可見到以耳垂為中心的隆起，並可觸及邊緣不明顯的包塊。

7.胸部

(1)胸廓：

注意胸廓兩側是否對稱。有無畸形，如雞胸、串珠肋等佝僂病體徵。

(2)肺部聽診：

小兒呼吸音量較成人響，呼吸音調也較成人高。

在肺部聽診時，聽到的正常呼吸音以外的聲音稱為羅音，羅音可分為乾性羅音和濕性羅音兩類。在氣管、支氣管、肺部感染時可出現羅音。

乾性羅音系指空氣通過氣管或支氣管時，使管腔內粘稠的分泌振動所產生的聲音；或空氣通過狹窄的管腔產生的聲音。乾性羅音似笛聲、鼾聲，在呼氣、吸氣時都能聽到。

濕性羅音系指空氣通過含有稀薄分泌物的支氣管和肺泡時，引起液體振動所發出的聲音，似沸水冒泡的聲音，一般在吸氣時聽得較清楚。

(3)心臟聽診：

要注意心率、心律、心音及有無雜音。

①心率：即每分鐘心跳的次數。

②心律：小兒常有竇性心律不齊（吸氣時心跳加快，呼氣時心跳減慢），無臨床意義。

較常見的心律不齊為「過早搏動」（又稱期前收縮），即在原來心律的基礎上，突然提前出現的心臟收縮，繼之有個較長的代償間歇，使基本心律發生紊亂。有過早搏動出現，應進一步檢查原因。

③心音：為心臟搏動時產生的聲音，分第一心音與第二心音。第一心音發生於心室收縮期，比第二心音長，聲調較低，與心尖搏動同時出現，在心尖部聽得最清楚。第二心音發生於心室舒張期，出現於心尖搏動後，在心底部聽得較清楚。

④雜音：正常心音以外持續時間較長的聲音為心臟雜音。心臟雜音是由於血流加速或血流紊亂產生漩渦，使心壁或血管壁發生震動所

致。

正常小兒於興奮、緊張或活動後，常可聽到功能性雜音，發燒時也常可聽到功能性雜音，但均不屬心臟有異常。如心臟有異常，聽到的雜音為器質性雜音，如先天性心臟病等。

功能性雜音：雜音的性質柔和，似吹風樣，多發生在收縮期（第一心音與第二心音之間），在心尖部可聽到，雜音強度比較弱。

器質性雜音：雜音的性質粗糙，似雷鳴樣，可在收縮期或舒張期發生，雜音較響亮，在較廣範的區域都可聽到。

8.腹　部

觸診肝、脾時，令小兒仰臥，兩膝關節屈曲，使腹壁放鬆。檢查者將右手平放在腹壁上，指端（食指、中指）向著該器官下緣，先從較低水平（例如臍下）開始，輕輕地向上觸診。當小兒吸氣，膈肌下降，器官下緣觸及手指時，可有清楚的感覺。若在某一部位無感覺，則逐漸將手指上移，直到肋緣。

9.背　部

注意脊柱有無異常彎曲。

(1)脊柱後凸，也稱駝背。表現為脊柱胸段過於後凸，頭向前傾斜，外耳道在肩峰垂線之前。脊柱後凸常由佝僂病引起。

(2)脊柱側彎，係指脊柱離開正中線向側方偏曲（詳見第七章第二節）。

10.下肢

注意有無彎曲畸形，有無扁平足。

(1)膝內、外翻畸形：

正常小兒兩腿並攏直立時，兩膝和兩踝可以靠攏。

如兩膝併攏時，兩內踝分離，稱膝外翻（X 形腿）；如直立時兩內踝可以併攏，而兩膝關節卻遠遠分離，稱為膝內翻（O形腿）。這兩種畸形可見於佝僂病。

(2)扁平足：

雙足踩滑石粉後，踏上黑色平板，留下足跡。沿足跡內側畫一切線。空白區的寬度與足跡最窄區寬度之比：正常足應為2：1左右，輕度扁平足約為1：1，中度扁平足約為1：2，重度扁平足的足弓則完全消失。

小乳兒足底脂肪豐滿，外表看不出足弓，是正常現象。

第三節 培養良好的生活衛生習慣

兒童良好生活衛生習慣的培養是健康教育的重要內容。這些習慣包括：飲食習慣、睡眠習慣、清潔衛生習慣、排泄習慣、公共衛生習慣等。

良好生活習慣的形成對兒童的生長發育及心理健康極有裨益。托兒所要為此創設一個適宜的環境和條件，並對兒童進行反覆的強化和訓練，還應與家庭很好的配合，時間一長，習慣成自然。

一、兒童應具備的生活衛生習慣

從小培養兒童具有良好的生活衛生習慣，是增進兒童健康的必要條件。兒童應具備的生活衛生習慣主要包括以下一些方面。

㈠保持個人身體和服裝整潔的衛生習慣

如飯前、便後要洗手；晚上睡前、早晨起床後刷牙、洗臉，晚上睡前洗腳；經常洗澡；保持鼻子清潔；經常剪指甲。學會漱口、刷牙、梳頭、用肥皂洗手。會獨立穿脫衣服，保持衣服、被褥整潔。

㈡良好的飲食、睡眠、排泄習慣

如學會正確使用餐具；不挑食，不偏食，要細嚼慢咽，少吃零食；不將物品放入口中；不撿地上的東西吃。

按時睡覺，按時起床，不蒙頭睡覺。

不憋尿，定時大便。

㈢保持環境整潔的習慣

如不隨地吐痰；不亂扔紙屑或廢物，不在牆上亂寫亂畫；玩具及物品用完後及時放回原處；學會做簡單的清潔衛生工作和勞動。

㈣保持坐、立、行的正確身體姿勢。

二、主要生活環節的護理

㈠睡眠

保證幼兒充足的睡眠，並使幼兒養成良好的睡眠習慣，是促進其健康成長的重要條件之一。幼兒年齡越小，所需要的睡眠時間也越長。幼兒睡眠的環境應保持安靜，空氣新鮮，溫度適宜。幼兒在睡前不應進行緊張劇烈的活動，應使幼兒保持平靜、輕鬆的情緒。

培養幼兒睡前入廁小便、按時睡眠、安靜、不蒙頭睡、自己穿脫衣服、整理被褥等習慣及自我服務能力。睡眠姿勢以右側臥為宜，不要俯臥。

幼兒在睡眠過程中，工作人員要注意巡視。

㈡脫、穿衣服

1.教幼兒脫衣服

脫上衣，先將領子向後脫，然後再左右手交替著拽住兩只袖口往下拉。脫褲子時，先將褲腰往下拉，然後再分別拽住兩只褲口脫下來，這樣衣褲都不會脫反。

2.教幼兒穿衣服

穿上衣時，捏好衣領，一手繞過頭，披在背上（或先將衣服的前襟對著腹部，兩手拎著領子向後一甩，讓衣服披在背上），拉好內衣袖，拽緊，一只袖子一只袖子地穿。扣鈕子，要從下往上扣，大拇指伸進鈕眼，另一隻手捏住鈕子往裡推。

穿褲子時，兩手捏住褲腰，有口袋的一面朝前，然後，兩條腿分別伸進褲管，再把褲子往上提。

穿襪子，先把襪底放平，襪尖向前，大拇指伸進襪筒，捏至襪尖，拉上襪筒。初學時，工作人員給穿在腳尖上，幼兒自己拉上襪子。

在幼兒起床前，工作人員要根據天氣變化為幼兒準備好需穿的衣服。對於動作慢、能力差的幼兒，應給予關照。

㈢入　廁

應逐步培養幼兒定時大便的習慣（最好在早飯前後進行）。教會幼兒便後擦屁股的方法，由前往後擦。

在一項活動結束後，教師應提醒幼兒及時小便或大便，並允許幼兒根據需要隨時入廁。教會幼兒把褲子脫好，盡量不把池子外邊弄髒，提好褲子後再出廁所，大便後用肥皂洗手。並告訴幼兒如有腹瀉要及時告訴老師。

㈣盥　洗

1.洗　手

初學時，教師幫助幼兒捲好袖子，也可讓幼兒互相幫忙。接水把手浸濕，擦肥皂，反覆搓洗手指、手心、手背，接水沖洗乾淨，用乾毛巾擦乾（或熱風吹乾）。

2.刷　牙

先將牙刷浸濕，擠上牙膏，用水杯接水。先漱一下口，刷牙時先刷門牙，後刷兩邊，上牙從上往下刷，下牙從下往上刷，多刷幾次，裡裡外外都要刷到。刷完後漱口，要漱乾淨（不要學仰漱）。把牙刷沖乾淨，刷頭朝上放入水杯。

3.洗　臉

先擤乾淨鼻涕，沖手，用手接水洗眼睛、嘴、耳朵，再一起將臉洗淨。用乾毛巾擦臉、耳背、脖子，最後擦乾手心、手背。將毛巾掛好。

4.進　餐

進餐前，教師可組織幼兒做安靜的遊戲，提醒幼兒不做劇烈活動。教師端來飯後，幼兒有秩序地去洗手，洗完就吃飯，不必等別人。教師應掌握每個幼兒的進餐情況，如進食量、習慣等。飯、菜不要盛得太滿，吃完再添加。進餐時，應注意培養幼兒良好的飲食習慣，安靜吃飯，細嚼慢咽，不挑食。進餐過程中，教師不要催幼兒快吃，但對邊吃邊玩的幼兒，應提醒他們專心吃飯。飯後提醒幼兒漱口、洗手、擦嘴。在進餐這一環節中，教師不應處理各種不愉快的事情，應使幼兒在進餐時情緒輕鬆愉快。可以放一些輕鬆的音樂，或適當地介紹飯菜的營養，以提高幼兒的食慾。

Chapter 7

幼兒常見的缺陷與矯治

第一節 牙齒缺陷與矯治

一、齲　齒

齲齒是因牙齒經常受口腔內酸的侵襲，使牙釉質受到腐蝕而變軟變色，逐漸發展為實質缺損而形成齲洞。

齲齒是兒童最常見的牙病，兒童會因牙痛而影響食慾和咀嚼，進而影響消化、吸收和生長發育。有時還會引起牙髓炎、齒槽膿腫等併發症。

乳牙不僅齲患率高，而且齲齒發展迅速，齲洞易穿通牙髓，易併發牙髓炎等疾病。齲齒是乳牙過早丟失的主要原因，乳牙早失，可使恆牙萌出異常。

㈠病　因

目前認為齲齒的發生與下列三個主要因素有關：

1. 口腔中細菌的破壞作用

變形鏈球菌和乳酸桿菌在口腔的殘留食物上繁殖產酸，酸使牙釉質脫鈣，形成齲洞。

2. 牙面牙縫中的食物殘渣

小兒臨睡前吃東西，或口含食物睡覺，滯留在牙面牙縫上的食物殘渣，尤其是糖果、糕點等甜食殘渣，是造成齲齒的重要因素之一。

3. 牙齒結構上的缺陷

(1)牙釉質發育不良：

牙釉質的發育與鈣、磷、氟等礦物質及維生素D的供給量有關。

氟是增進抗齲能力的最主要的微量元素。氟在人體中主要儲存在骨骼和牙齒中，尤其在牙釉質內。牙釉質內含氟量達一定高度時，才具有較強的抗腐蝕能力，含氟低則容易受酸腐蝕。

(2)牙齒排列不齊：

因牙齒排列不齊，不易刷淨，使食物殘渣和細菌存留，也是造成齲齒的原因之一。

(二)預　防

1. 注意口腔衛生

應從小培養兒童飯後漱口和睡前刷牙的習慣，以便及時清除口腔內的食物殘渣和細菌。否則細菌會在兒童睡眠時大量繁殖產酸，腐蝕牙齒。睡前刷牙後不可再吃零食。

刷牙要用順著牙縫直刷的方法，以便徹底清除牙縫裡的食物殘渣，不要橫著刷。要著重刷後面磨牙的咬合面。選用兒童保健牙刷，牙刷頭小，刷毛較柔軟，只有兩排刷毛，便於直刷，同時又能將裡外牙面都刷到。

2. 多曬太陽，注意營養

乳齒鈣化開始於胎兒第五個月，萌出後仍繼續鈣化。恆齒的鈣化開始於出生後。母親懷孕期間要注意鈣、磷的攝入量。供給兒童合理的膳食，多曬太陽，以保證牙齒的正常鈣化，加強牙釉質的抗酸能力。

3. 氟化防齲

含氟牙膏的防齲作用較好。但要叮囑孩子，把牙膏漱淨。

㈢矯　治

定期口腔檢查可早發現齲齒，早期治療。如齲洞尚未穿通牙髓，可補牙。乳牙患了齲齒，未能及時修補，可使牙周組織發炎，以致影響恆牙的正常發育；若乳牙因患齲齒過早丟失，還可影響恆牙的正常排列。

二、錯𬌗畸形（簡稱錯𬌗）

錯𬌗是指在乳牙期及恆牙萌出過程中出現的牙齒排列不齊、上下牙弓咬合關係異常，或因牙齒、頜骨與顏面關係不協調而引起的顏面部畸形。

發生錯𬌗不僅影響美觀，妨礙頜面部生長發育，影響發音、咀嚼等功能，而且易發生齲齒、牙周炎。

上下牙齒咬合在一起，在靜止狀態時，稱為𬌗。牙齒的數目正常，排列整齊，呈弓形，上下牙齒的尖窩咬合關係正常，才能建立正常𬌗。

㈠病　因

1. 先天因素

雙親的錯𬌗畸形可遺傳給子女。

在胎兒時期，母親營養不良、患病或內分泌紊亂等，均可影響胎兒的正常發育，而導致一些先天性的牙、頜、面畸形，如多生牙、先天缺失牙等。

2. 後天因素

(1)疾病：

小兒慢性疾病如結核、慢性鼻炎或慢性扁桃體炎等均可引起錯𬌗。佝僂病患兒因頜骨發育不良可發生上牙弓狹窄、硬腭高拱及開唇露齒等。

(2)營養與飲食習慣：

營養不良可影響牙與頜骨的正常發育。

人工餵養時，若奶瓶經常上翹，瓶口壓迫上牙齦，使上頜骨發育受阻，可造成上切牙咬在下切牙內面的反咬𬌗畸形（下兜齒）。若奶瓶經常向下壓，瓶口壓迫下牙齦，使下頜骨發育受阻，可造成上牙前突、開唇露齒。

兒童期食物過於細軟，缺少適宜的咀嚼刺激，可引起牙弓和顏面發育不良。

(3)不良習慣：

口腔的不良習慣，也是兒童錯𬌗畸形的病因，如吐舌、咬下唇、吮拇指、偏側咀嚼等。

(二)預 防

1. 注意孕婦的營養和保健，確保胎兒的正常發育。

2. 提倡母乳餵養。若用人工餵養，要注意餵養方法，應將乳兒抱成半坐位，奶瓶不要過分壓上下牙齦。橡皮奶頭的孔不宜過大或過小，以 1 毫米左右直徑為宜。

3. 兒童期的食物不要過於細軟，因正常咀嚼功能可促進兒童頜面部的正常發育，減少錯𬌗的發生。

4. 對學齡前兒童進行口腔定期健康檢查，以便發現問題，及早矯治。乳牙患齲齒，應及早補牙，以免發展或重齲而非拔不可，從而防止乳牙早失及恆牙的錯位萌出，還可防止因一側牙痛而偏側咀嚼。在乳、恆牙交替期，若有乳牙滯留或多生牙，應盡早拔除，以便恆牙能在正常位置萌出。拔牙前要休息好，不要緊張，吃飽飯，因為拔牙要在傷口處咬一塊棉球止血，一般要半小時左右才能吃喝。拔牙後的第一頓飯，吃些軟食，並避免用該側咀嚼，以免引起出血。

5. 積極防治兒童的全身性疾病（如佝僂病）及鼻咽部的慢性炎症。

6. 糾正口腔不良習慣。

㈢矯　治

發育中的兒童進行矯治效果顯著，早期矯治可以不遺留錯𬌗的痕跡。

矯治多採用各種矯治器。

第二節 脊柱彎曲異常與矯治

一、脊柱彎曲異常（姿勢性）

脊柱彎曲異常（姿勢性）是兒童常見的姿勢缺陷，包括脊柱側彎、脊柱後凸（駝背）等。脊柱彎曲異常不僅影響兒童的體態和體力，而且由於脊柱的彈性減低，體力活動時易出現疲勞。

㈠正常的脊柱彎曲

兒童在生長發育過程中，由於直立時身體的重力作用和韌帶、肌肉的牽拉而逐漸形成脊柱的生理性彎曲，即頸曲（向前）、胸曲（向後）、腰曲（向前）、骶曲（向後）。這些彎曲隨著年齡的增長逐漸成形，頸曲和胸曲到七歲才較為固定，腰曲到接近青春期才基本定型。

從背後看脊柱：立正時，脊柱無側彎，各棘突尖呈一垂直線，左右頸肩線（頸至肩的外形輪廓）、左右肩胛骨（尤其注意肩胛下角）及左右腰凹（腰至髂脊的外形輪廓）均應在脊柱兩側對稱。

從側面看脊柱：立正時，外耳道、肩峰及股骨大轉子三點應位於一條垂直線上。

㈡脊柱彎曲異常的形成與發展

1.習慣性脊柱彎曲異常

由於兒童脊柱周圍的肌肉、韌帶比較柔弱，如果經常坐姿不正，使單側肌肉緊張，就有可能發生習慣性脊柱彎曲異常。初期的脊柱彎曲異常若加以注意，保持端正的姿勢，經常參加體育活動，可以得到矯正，使脊柱恢復正常。

2.固定性脊柱彎曲異常

如不良姿勢得不到糾正，兒童又不經常參加鍛鍊，則可發展成固定性脊柱彎曲異常。固定性脊性側彎者，脊柱兩側的肌肉緊張程度明顯不同，表現為一側肌肉過度緊張乃至攣縮，另側肌肉消瘦並被拉長。

3.「習慣性」與「固定性」脊柱彎曲異常的鑒別

⑴脊柱側彎：

令被檢者盡量前彎脊柱，使脊柱兩側的肌肉同時緊張，若直立後原來的脊柱側彎完全消失，為習慣性脊柱側彎；如果未能完全消失，則為固定性脊柱側彎。

⑵脊柱後凸：

能即時主動糾正者為習慣性脊柱後凸，否則為固定性脊柱後凸。

㈢預防脊柱彎曲異常

1. 桌椅適合兒童的身材

兒童在閱讀、寫字和某些活動時，是在坐姿下進行的。適合兒童身材的桌椅，可減輕坐姿引起的疲勞，並維持好的讀、寫姿勢，是預防脊柱彎曲的重要條件。

桌椅各部分的尺寸是以人體相應部分的大小為依據的。

⑴椅　高：

是椅子的基本尺度，為椅面最高點到地面的垂直距離。合適的椅高應相當於小腿高（腓骨頭上緣），不包括鞋高。這種高度能使兒童就座時因大小腿呈直角，膕下無壓力，整個足跖著地，便於兩腳前後移動。

⑵椅　深：

即椅面的前後長度。合適的椅深應相當於坐位時骶部至膝部前側（臀至大腿全長）水平距離的¾。這樣的長度，一方面可使大腿的大部分著力於椅面，另一方面又可使小腿後緣與椅前緣保持一定距離，避免膕部的神經、血管受到壓迫。

⑶椅　背：

椅靠背最好與人體背部的外形相適應，並向後傾斜 7°左右。椅背上緣達肩胛下角，下緣離椅面有一空隙，以便臀部前後移動。

⑷桌椅高差：

這項指標是桌椅衛生要求中最重要的一項指標。椅高加桌椅高差（桌近緣高度與椅高之差）等於桌高。合適的桌椅高差約等於就座兒童坐高的⅓。這樣的高差，可以保證兒童就座時，兩肩不上聳、不下沉，兩肘可放在桌面上不負擔上體的重量，眼與書本的距離約為 30 厘米～35 厘米。

⑸桌　高：

椅高與桌椅高差之和。

⑹桌　面：

每名兒童所占平面桌面的長度約為 50 厘米，相當於兩臂對拳時，兩肘間的水平距離。寬度約 35 厘米。為使每名兒童在讀、寫時都能得到來自左上方的光線，不宜圍坐在一張大桌子旁，可採用雙人桌。由於桌面較低，桌下面不要再設抽屜或橫木，以免影響兒童下肢的活動。

以下桌椅尺寸可供幼兒園及家庭參考（表 7-1）。

表 7-1　兒童桌椅的尺寸（單位：厘米）

身　高	椅　高	桌椅高差	桌　高
100以下	24	20.5	44.5
100～110	27	21.5	48.5
110～120	30	23.0	53.0

總之，對兒童桌椅的基本衛生要求是，兒童在讀、寫時，不扭身、不歪頭，前胸不受擠壓，大腿水平，兩足著地，且能適度的變換體位，以減輕坐姿疲勞。

2. 鼓勵兒童經常參加體育鍛練

研究資料表明，脊柱彎曲異常兒童與正常對童的背肌力相比較，男女各年齡正常兒童的背肌力均高於脊彎的兒童。因此認為脊柱彎曲異常與腰、背部肌肉缺少鍛練，致使脊柱自身抗變形的能力下降有關。所以，加強體育鍛練，全面提高體質，促進肌肉力量的發展是預防脊柱彎曲異常的有效措施。

㈣脊柱彎曲異常的矯治

兒童姿勢性脊柱彎曲異常的矯治，主要是在全面體育鍛鍊的基礎上做矯正體操。

矯正體操的編制原則是伸展脊柱，加強肌肉張力，使攣縮的肌肉伸展，改善肌肉的不平衡狀態。脊柱左凸者（指從背後看脊柱，或觸摸脊柱，有幾節椎骨偏離中線，向左凸），主要加強左彎運動；右凸者加強右彎運動。駝背者應多做脊柱胸段的伸展運動。

矯正體操要有足夠的運動量，動作柔和有彈性，並持之以恆，才能取得效果。此外，每天應有 1 小時～2 小時的體力活動。一般只要堅持 2 個～3 個月，姿勢性脊柱彎曲異常即可恢復正常。固定性脊柱彎曲異常則需更長的矯治時間。

恢復後要堅持參加體育鍛鍊，並保持良好姿勢。

第三節

視力缺陷與矯治

一、視力低下

凡裸眼視力低於 1.0，稱為視力低下（視力不良），表現為眼睛辨認目標的能力下降（包括視近與視遠的能力）。引起視力不良的原因很多，例如各種屈光不正（近視、遠視、散光）、其它眼病（弱視、斜視等）等。

㈠屈光不正

屈光不正是相對於正常屈光狀態，即正視眼而言的。

正視眼，就是在眼睛不用調節的時候，5 米以外射來的光線（對眼睛的作用來說，5 米以外的光源所發出的光線可認為是平行光線）進入眼內，所形成的焦點正落在視網膜上。在看近處的物體時，通過調節，晶狀體變凸、增厚，屈光度增加，也能使光線的焦點落在視網膜上。所以正視眼既能看清遠方的物體，也能看清近處的物體。

如果在不用調節的時候，平行光線的焦點不能落在視網膜上，而落在視網膜前或視網膜後，就叫屈光不正。屈光不正是近視、遠視和散光的統稱。

1. 近視眼

近視眼的近視程度可用屈光度表示。小於三屈光度者為低度近視，在三屈光度～六屈光度之間者為中度近視，大於六屈光度者為高度近視。

(1)近視的分類：

兒童近視眼主要由於眼對光的屈折力與眼軸長度不相適應造成的。主要有以下兩種情況：

①調節性近視（習慣上稱為假性近視）：兒童近視中有相當大部分是屬於調節性近視。

視近工作需要調節，兒童時期，晶狀體彈性較大，調節範圍很廣，近點距離（使用最大調節能看清最近一點的字體或其它細小物體的眼物距離）很近（見表 7-2）。因此，兒童讀寫，即使在眼與書本距離很近的情況下（5 厘米～7 厘米），使用最高調節也可看清書本上的字，所以很容易形成眼書距離過近的不良用眼習慣。若連續看書時間過長或因讀寫時光照條件不良等原因，眼睛經常處於高度緊張的調節狀態，久而久之睫狀肌長期緊張，發生痙攣，以致晶狀體的凸度增大，屈折力過強，使遠處物體的影像落在視網膜前面，而引起近視。

表 7-2　正常人近點值和調節範圍

年齡（歲）	近點值厘米		調節範圍(D)	
	平均數	標準差	平均數	標準差
7	5.65	0.89	17.8	2.30
8	6.45	0.91	16.0	2.16
9	6.70	0.64	15.5	1.74
10	6.83	0.96	15.3	2.15

續上表

年齡（歲）	近點值厘米		調節範圍(D)	
11	6.89	0.96	14.9	1.81
12	6.99	0.65	14.7	1.87
13	7.05	0.42	14.5	1.90
14	7.13	0.48	13.8	1.98
15	7.35	1.12	13.5	2.75

這種近視用解痙藥物（如阿托品）使睫狀肌麻痹後，視力可恢復到正常視力。在假性近視階段，由於眼軸並沒有變長，如能及時採取保護視力的相應措施，消除引起眼調節緊張的因素，視力能得到好轉或達到正常。

②軸性近視（習慣上稱真性近視）：已經有調節性近視，仍不予重視，就可因長期睫狀肌痙攣，造成眼球持續充血，眼壓不斷升高，眼球壁組織變軟，加上視近工作使兩眼的「輻輳」加強，眼球的肌肉從上、下、左、右各方向加重了對眼的壓迫，最終使眼軸向後方伸展拉長，成為軸性近視。軸性近視，經散瞳驗光，（使睫狀肌麻痹）視力不會提高。

③真假混合性近視（或半真性近視）：同一隻眼，有假性近視也有真性近視。

⑵近視眼的發病因素：

兒童近視的發生和發展，主要是由於長期進行視近工作和採光照明不良等原因造成。少數近視有遺傳因素，常自幼年開始，發展快，一般為高度近視。

①視近工作時間長：視近工作的時間與近視的發生和發展有關。

閱讀、書寫時間過長，戶外活動時間少，眼過度疲勞，是近視發生的主要因素。

②長期不良的讀寫習慣：字體距眼越近，需要眼的調節越大。例如，當字體距眼 50 厘米時，需要二個屈光度調節；距離為 25 厘米時，需要四個屈光度調節；眼與字距離為 12.5 厘米時，需要八個屈光度調節；相距為 6.25 厘米時，需要十六個屈光度調節。不良的用眼習慣，如眼書距離過近，經常躺著看書等，都會使眼的調節呈緊張狀態。

③視近工作條件不良：採光照明差；桌椅不適合兒童身材；書本字體過小等，都可造成眼書距離過近。

④遺傳因素：一些調查資料表明，兒童近視的發生與遺傳因素有密切關係。如某些幼兒雖未開始讀寫也得上了近視眼。患高度近視的兒童，他們的父母或兄弟姐妹往往有患高度近視的人。父母或家族中患有近視的兒童應該作為保護視力，預防近視的重點對象。家長本人近視，更要注意孩子眼睛的保護，避免後天可致近視的一切環境因素。

⑤生長發育、營養和健康因素：兒童的生長發育、體質、營養和健康狀況在一定程度上可以影響近視眼的發生發展或成為發生近視的誘因。體質虛弱，兒童患痲疹、猩紅熱等傳染病之後，均易發生近視。有些學者提出，近視眼與體內缺乏某種微量元素有關。

⑶預防近視的措施：

①合理安排生活制度：保證學生有足夠的睡眠和戶外活動時間，進食有規律。

②講究用眼衛生：閱讀、書寫時應有正確的坐姿。

不躺在床上看書，不在行進的車中看書，不在暗弱或強光下看書寫字。因為上述情況需要眼睛頻繁的調節，而且不能保持合適的眼書距離，容易使眼疲勞。

每次讀寫的持續時間不宜過長，十五分鐘～二十分鐘要休息片刻，可遠眺或做眼保健操等，以消除眼的疲勞。

連續看電視時，每半小時到一小時休息五分鐘～十分鐘。眼與電視屏面的距離一般應為屏面對角線的五倍～七倍，屏面的高度可略低於眼高。為避免耀眼，室內可有一定的照明度。

③改善環境：讀、寫時自然採光要求光線均勻。人工照明的照度應達標準且均勻，避免在視野內產生陰影或眩光。桌、椅應適合兒童的身材。

④消除眼調節緊張：為緩解或消除眼的調節緊張，可採用以下措施。

望遠：向 5 米以外光線柔和處的目標眺望，每次五分鐘左右。

晶體操：通過反覆凝視近處和遠方，使睫狀肌鬆弛，緩解調節緊張狀態。一種方法是使視線從眼前 0.5 米處逐漸移向遠方，直至凝視到 3 米～5 米處，每天可進行多次。另一種方法是遠點和近點交替凝視，看近二分鐘，看遠二分鐘，每天三次～四次。

眼保健操：眼保健操是根據中國醫學中推拿和經絡穴位原理結合醫療體育綜合而成的一種自我按摩法。通過對眼部周圍穴位的按摩，增強眼窩內血液循環，改善神經營養，緩解睫狀肌的緊張或痙攣，消除視疲勞。

眼保健操的作法如下：

遠眺：兩眼前視、放鬆。

第一節：擠按睛明穴。睛明穴在內眼角外 0.3 厘米處。閉合雙眼，用雙手拇指尖按在睛明穴上，向鼻根處擠按，一擠一按為一拍，連做四個八拍。

第二節：按揉太陽穴和輪刮眼眶。太陽穴在外眼角與眉梢之間向後大約 3 厘米的地方。用兩手拇指按在太陽穴上，兩手食指第二節的內側輪刮上、下眼眶緣，先上後下各二拍，然後用拇指揉太陽穴四拍，共四個八拍。

第三節：按揉四白穴。四白穴在下眼眶緣下邊的中間，直對著瞳孔。可用兩手的食指和中指併攏，放在鼻子兩側，中指尖挨鼻翼，大拇指支撐在下頜骨凹陷處。然後放下中指，食指尖所指處即四白穴，按揉四白穴，共四個八拍。

第四節：按揉風池穴。風池穴在頸後枕骨下、胸鎖乳頭肌後緣（兩條大筋外側）的凹陷內。用兩手的食指和中指按揉風池穴，每兩拍按揉一下，共按揉四個八拍。

第五節：乾洗臉。兩手四指併攏，沿鼻梁兩側向上推到前額，然後繞兩側太陽穴，再往下拉，向上推四拍，向下拉四拍，共做四個八拍。

做眼保健操的注意事項：

面部有癤腫或眼睛有炎症時應暫停。

指甲要剪短，手要保持乾淨。

穴位要準，手法要緩慢柔和，先輕後重。

2. 遠視眼

眼球前後軸太短，平行光線集合焦點於視網膜之後，稱遠視。

嬰幼兒的眼球尚未發育完全，眼球前後軸較短，多數為遠視，隨著年齡的增長，逐漸變為正視。

遠視合併內斜視者；遠視達四屈光度者，則應戴鏡矯正。

3.散　光

散光多由角膜曲度不均勻所致。不論為遠視散光、近視散光或混合散光，若達一屈光度以上者，應配戴眼鏡矯正，因為散光容易發生眼睛疲勞及頭痛等症狀。

㈡斜　視

眼睛在注視某一方向時，兩眼的動作應該是協調一致的。若兩眼視軸不能同時注視同一目標，僅一眼視軸指向目標，而另一眼視軸偏向目標的內、外、上或下，兩眼視軸不平行時稱為斜視。

1.斜視的分類

⑴按視軸偏斜方向可分為內斜視（角膜靠近鼻梁，俗稱「對眼」）、外斜視（常使人感到患兒的眼睛盯著別處）、上斜視、下斜視等。

⑵按發病年齡分為先天性（出生後六個月前發生）或後天性（出生六個月後發生）斜視。

⑶按融合狀態分為隱斜、顯斜和間歇性斜視。所謂融合狀態是指視中樞把兩眼的視覺衝動分析融合成一個完整的、具有立感的單一物象，即雙眼單視功能。當眼球有偏斜趨勢，因有正常融合功能的控制仍能維持雙眼單視，不顯露偏斜，一旦融合功能受到干擾，即出現偏斜，這種潛在性偏斜稱為隱斜。時而隱斜、時而顯斜者，稱為間歇性斜視。

⑷按引起偏斜的原因可分為共同斜視和痲痹性斜視兩種。其中，共同性內斜視最常見，多發生在三歲左右，是因遠視性屈光不正使眼過度調節而引起的內斜。

2. 矯　治

應早期治療，使兩眼視功能恢復，獲得正常眼位，達到功能治癒。

斜視對兒童美容的影響及由此產生的心理壓力，往往受到家長的普遍重視，但對於斜視可引起弱視，從而失去完善的雙眼單視功能卻缺乏足夠的重視。因此，常不能盡早帶病兒就醫，錯誤地認為待成人後做美容手術即可，以致延誤了治療的最佳時期。

研究證實，治療愈早，效果愈好，恢復雙眼單視功能的機會愈多。否則，只能達到美容的效果，原來斜視眼的視力得不到改善，將終生成為「立體盲」。

㈢弱　視

眼球沒有器質性病變而戴矯正鏡片後視力仍不能達到正常，稱為弱視。

1. 病　因

⑴斜視性弱視：

因斜視引起複視（視物成雙）和視覺紊亂，使患兒感到極不舒適，為了消除這種不適，視中樞就主動抑制由斜視眼傳入的視覺衝動，該眼視功能長期被抑制，就形成弱視。

⑵屈光參差性弱視：

兩眼的屈光狀態性質與（或）程度上有顯著差異，稱為屈光參差。比如，一只眼為近視而另一眼為遠視或散光。就屈光不正的程度而言，兩眼有顯著的差別，一隻眼屈光不正的度數高，另一隻眼度數低。這樣，雙眼所形成物象的大小和清晰度差別較大，不能被融合成單一的物象，視中樞就抑制屈光不正較嚴重的那隻眼傳入的視覺衝動，日久該眼發生弱視。

(3)形覺剝奪性弱視：

嬰幼兒時期正值視功能迅速發育的階段，若因患有先天性白內障、上瞼下垂或角膜白斑，致使光線不能充分進入眼內，視網膜得不到足夠的刺激，導致弱視。

(4)先天性弱視。

2.矯　治

弱視的治療，年齡越小，治癒率越高，大於七歲，治癒率明顯下降。

治療方法很多，但「常規遮蓋法」被公認為是一種簡便易行的有效方法，即平日遮蓋健眼，以提高弱視眼的視力，配合一些需精細目力的作業（如穿小珠小、剪紙等），定期複查，以決定遮蓋的時間長短。此外還有視覺刺激療法、紅色濾光膠片療法等，對不同病因所致的弱視可選擇應用。

二、監視嬰幼兒視覺發育狀況

(一)視覺反應

六歲以下小兒的視力可用觀察的方法粗略地測知，發現異常，需請醫生進一步檢查。

新生兒：有不協調、無目的眼球運動。有保護性瞬目反射（突然用手指指近眼部，則瞬目）。有瞳孔對光反射（家長手持手電筒，先遮住孩子的一側眼睛，用電筒光照射另一眼，可見被光照射的瞳孔立即縮小。然後以同樣方法檢查另一眼）。

二個月：有固視反應（對眼前的物體凝視一段時間）。在固視反應的基礎上，出現追踪反應（眼睛能隨著他所固視的、緩慢移動著的物體而轉動），如注視移動的玩具。

五個月：看到奶瓶能表現出興奮，或吃奶時眼睛盯著母親的臉看。

八個月：可伸手去抓他看到的東西，不是瞎碰。有穩定的固視。

一歲：能拿出細的棉線。

二歲：對飛機、飛鳥、電視圖象等感興趣。走路時能躲開障礙物。

㈡視力表

1.國際視力表

⑴測查方法：

國際視力表分為遠視力檢查表及近視力檢查表。先測遠視力，對有視力低下的眼，再測近視力。

檢查前先向小兒講解識別視標的方法，即看清「E」字開口的方向。要求小兒不要眯著眼看，不用被罩的眼偷看，在遮蓋眼睛時不要用力壓迫眼睛。

將遠視力表懸掛在採光良好的房間內，以視力表 1.0 行視標與受檢者的眼同高為適宜。如利用自然光線應避免陽光直射受檢者頭部，以免發生耀眼現象。

距視力表 5 米處，受檢者一般採取坐位，身體端正。先查右眼，罩住左眼。再查左眼，罩住右眼。

檢查者用指點棒，點在視標的正下方約 1 厘米處，平均用三秒～五秒鐘辨認一個視標。自上向下，每行應將四個不同方向的視標都檢查到。

如受檢眼能看清 1.0 行的全部視標，為正常視力。

檢查近視力，將近視力表放在眼前 30 厘米處，其它要求同遠視力測查。

⑵遠視力低於 0.1 者：

當受檢者在距視力表 5 米遠時，看不清視力表上最大的 E 字時，就需要縮短他與視力表的距離，直到看清最大的 E 字時，將該距離代入公式，就可以算出此人的視力。視力 $=0.1\times\frac{距離}{5}$。例如在 3 米處才能看清 0.1 行視標，則視力為 $0.1\times\frac{3}{5}=0.06$。

如果走到半米處（合視力 0.01）以內仍看不清 0.1 行視標，則改用「數手指」法。檢查者以黑暗處為背景，伸出三個手指，指間距應略同指粗，囑被檢者說出指數，並測出最近距離，記錄為幾尺指數。當手指放在 5 厘米前（合視力 0.001），仍看不清時，檢查者對著光亮的背景在受檢者眼前擺動手掌，如能感覺擺動，則記錄為手動。

如對手動亦無感覺，則需於暗室內作燭光照射試驗，根據能否正確說出燭光的有無，記錄有無光感。囑受檢者，注視前方，檢查者將燭光放在上、下、左、右以及四個斜方位（共八個方位），讓受檢者指出每次光線來自何方。根據指出方向的正確與否，而在相應的方位注上（＋）或（－）號。當所有方位光感全部消失時，才記為無光感，也就是全盲。

2. 其它視力表及測查視力的方法

除國際視力表外，還有對數視力表以及專為測查幼兒視力的圖形視力表等。

現今，各種視覺電生理檢查法已能對嬰幼兒進行客觀的視力檢查，為視覺檢查的發展方向，如記錄大腦皮層電活動的視誘發電位（VEP）和眼電圖（EOG）等。

三、盲與防盲

由於任何原因導致視力高度減退或喪失，難以單獨料理日常生活，並失去需要依賴視力的工作能力者稱為盲。

防盲工作，從狹義上講，是如何防盲；從廣義上講，還包括對盲人進行力所能及的治療，盡可能提高他們的視力，並對不可治療的盲人提供必要設備和特殊訓練，豐富他們的物質和精神生活，使他們獲得學習和工作的機會，減少對家庭和社會的依賴，提高對生活的信心和樂趣，從而為社會作出一定的貢獻。

致盲原因及防盲措施如下：

㈠沙　眼

沙眼是「依原體」感染所引起的一種慢性傳染性結膜角膜炎，經過長期病程，結瘢自癒。重症則發生併發症而損害視力，甚至失明。

沙眼的發病與個人衛生、環境衛生和生活條件有密切關係。

嚴重沙眼常有併發症，而損害視力。常見併發症如下：

1. 瞼內翻與倒睫

因瞼板肥厚變形與瞼結膜結瘢收縮所致。多發生在上瞼。睫毛觸及眼球，摩擦角膜，使之混濁，且易發生角膜潰瘍。

2. 角膜混濁

重的角膜血管翳及角膜潰瘍均遺留混濁。若潰瘍穿孔可致盲。

3. 眼角膜、眼結膜乾燥

由於結膜廣泛結瘢，破壞淚腺，淚腺的開口也因瘢痕收縮而閉鎖，故淚液減少，角膜、結膜出現乾燥和混濁，甚至上皮角化，致視力減退。

沙眼發病多在兒童期，應著重於兒童期的沙眼防治工作。沙眼的病原體存在於沙眼病人的眼分泌物內，通過手、水、毛巾、面盆等傳播。洗臉用具要每人專用。毛巾煮沸消毒。教育兒童不要用手揉眼睛，不用髒手絹擦眼。

患沙眼，要堅持治療。治療沙眼以局部用藥為主。常用的眼藥水有 0.1％利福平、0.5％金霉素或四環素、10％～30％磺胺醋酰鈉眼藥水等。

㈡角膜炎

角膜位於眼球前部，和鞏膜一起構成眼球的外壁。由於角膜暴露在外，角膜上皮很容易遭受損傷，給致病微生物以可乘之機，而發生感染。在各種角膜病致盲的原因中，以角膜炎為主。

預防角膜外傷和正確處理角膜外傷是預防角膜炎的關鍵。發生眼內異物時，不要用手揉眼。角膜異物發生後，處理不當可導致角膜潰瘍、感染，甚至角膜穿孔、失明。挑取角膜異物需嚴格無菌操作，只能在醫院進行。

㈢角膜軟化症

角膜軟化症是因維生素 A 缺乏所引起的一種眼病，曾是雙目盲的重要原因。嚴重缺乏維生素 A，使乾燥的角膜出現混濁、軟化與潰瘍，最後穿孔、失明。

造成嬰幼兒維生素 A 缺乏，常見於腹瀉或患急性發熱性疾病。例如小兒患痲疹、肺炎等疾病，病程長、消耗大，若營養和護理不當，誤認為「不能吃葷腥」，可致體內維生素 A 嚴重缺之。

病初，眼畏光，不願睜眼，角膜漸失去光澤，呈霧狀混濁，眼分泌物增多，應抓緊進行治療，以免病情惡化。一旦形成潰瘍，一日～二日內即可使角膜自溶、穿孔。

(四)先天性眼病

1. 先天性白內障

胎兒期，由於各種因素致使晶狀體的發育受到影響，在出生後即呈現出不同程度的晶狀體混濁，稱為先天性白內障。

致病因素中，有遺傳性的，也有非遺傳性的。後者如孕婦在妊娠頭三個月患風疹、感冒、單純泡疹、水痘等病毒感染，尤其是患了風疹，易使胎兒發生白內障。

對患有先天性白內障的小兒應盡早進行檢查，以確定白內障的類型。不同類型的白內障，其治療方法也不盡相同。有的病情不再發展；有的可逐年加重，需適時進行手術治療。

2. 先天性青光眼

由於胚胎發育異常，房角結構先天變異，而致房水排出發生障礙所引起的青光眼，稱為先天性青光眼。本病屬於常染色體隱性遺傳病。

眼是一個密閉的器官，若因房水排出障礙，引起眼內壓持續性升高，首先影響眼內正常的血液循環，使眼球組織得不到養料，其中視神經最為敏感。加上壓力的作用，使視神經乳頭蒼白，最終導致失明。

多數患先天性青光眼的孩子，有一對大眼睛，但「眼大無神」，且畏光、流淚。

角膜橫徑大於 12 毫米，又有不明原因的畏光、流淚，要去眼科進行檢查，以早期發現、早期治療。手術治療，可取得一定的效果。

3. 其它先天性眼病

如先天性無眼球（胚胎早期，視泡形成發生障礙，眼球組織缺如）、先天性角膜異常、先天性視神經異常等。

㈤眼外傷

學齡前兒童，眼外傷是致盲的主要原因。

四、盲童身心發展的某些特點

㈠盲童聽覺特點

就聽覺而言，盲與不盲本無根本區別。但是，盲人在生活中對聽覺的依賴性大，經常使用聽覺，聽覺注意力更集中，聽覺記憶更發達，於是就顯得耳朵靈。

聽覺對盲童的生活、學習和缺陷的補償有重要的意義。例如，盲人可依靠回聲來定向。有人曾對一盲嬰進行過觀察，觀察者在他面前悄悄地掛了一個大球，嬰兒唇和舌連續發出劈劈啪啪聲，然後把頭轉向大球；觀察者再悄悄挪開大球，嬰兒又隨著大球轉頭。盲童利用回聲來判斷物體的方向和位置，其精確程度大大超過同齡的明眼人。

在訓練盲童的聽覺時，要有意識地教會盲童仔細地聽各種聲音，培養聽覺注意力，加強分辨聲音的能力，在混雜的聲音中，分辨出所需要的那種聲音。

訓練時還要注意安全，例如，盲人在倒水（或灌水）時，是根據水柱入杯中（或瓶中）發出的音響來判斷是否倒滿了，練習時，先用涼水練，以免燙傷。

要保護盲童的聽力，預防耳疾，早發現、早治療耳疾，盡量避開強烈噪音。對盲童進行聽覺訓練時，不要聲音過響，時間過長，以免引起聽覺疲勞。

㈡盲童觸覺的特點

觸覺是皮膚的四種基本感覺之一。對於明眼人來說，觸覺遠不如視覺和聽覺在認識周圍世界中的作用大。但是對於盲童，觸覺成了他們認識事物的重要途徑。在日常生活中，從起床到睡覺，盲童借助觸覺可以獨立地處理許多事情，如分清衣服的反正面，整理被褥等等。盲文，也是以手代眼的「觸覺文字」。

盲童觸覺最靈敏的部位是舌尖、唇、指尖和手掌的皮膚。

在訓練盲童的觸覺時，要注意保護盲童的手和皮膚。玩具要符合衛生要求，在盲童活動的範圍內不要放置可刺傷、灼傷皮膚的危險物品。

㈢盲童言語發展的特點

盲童只憑聽覺來模仿和學習言語，看不到口形，因此常發音不準。他們可以掌握很多詞彙，但缺少感性認識，詞彙是空洞的。例如，他們雖然無數次說過飛機、輪船等詞彙，但仍不知其為何物。所以訓練盲童的言語能力，要借助觸覺，才能使他們對詞的含義有真正的印象（如利用各種模型）。

㈣盲童身體發育的特點

盲童的家長，往往怕孩子摔傷，把盲童長期關在一個地方，不讓他們自由活動，以致盲童有一付「盲相」，體弱，走路不穩，臉上表情單調。失明，可能影響身體發育，但不是必然的結果。受到良好家庭教育的盲童，身體發育可以正常。盲童的動作發育，要有成人的耐心幫助才能完成。從嬰兒開始，可以用發響的玩具來吸引孩子完成翻身、爬、坐、站以至行走等各種動作。會走以後，不要總拉著、扶著，盡量讓他們獨立活動。

盲童雖不能從光線上區分晝夜，但也要為他們安排有規律的生活。

第四節 聽力——語言障礙與矯治

一、聾與聾啞

聽覺系統的傳音、感音功能異常所致的聽覺障礙或聽力減退稱為耳聾。輕者稱為「重聽」，在一般情況下，能聽到對方提高的聲音。重者為「耳聾」，聽不清或聽不到外界的聲音。

聽覺系統的病變，引起聽覺障礙的程度，要視病變的部位以及它在聽覺功能方面所起的作用而定。譬如，外耳畸形，對聽力的影響極有限；外耳道堵塞或是中耳的疾病，仍能聽到放大的聲音；而內耳的損害，好比收音機的主機受損，對聽覺有舉足輕重的作用，就有可能全聾。病變發生在聽神經，重者亦可全聾。聽神經的神經纖維進入腦幹後，分為左右兩路通向兩側大腦皮層的聽覺中樞。一側腦皮層病變時聽覺可無明顯影響，若兩側聽覺中樞都發生了病變，就絕非單純的聽力問題了。

聾啞症是指因先天因素或嬰幼兒時期種種因素，使雙耳發生重度聾、全聾，致無法學習言語或鞏固和發展已掌握的言語，所造成的既聾又啞的狀態。

二、耳聾的分級與分類

在臨床上，將聾的程度分為四級：

㈠輕度聾

聽一般距離的細聲話或遠距離的一般語音感到困難。純音聽力損失 10dB～30dB。

㈡中度聾

聽近距離的一般語音感到困難。純音聽力損失 30dB～60dB。

㈢重度聾

僅能聽到很近距離大聲喊叫的聲音。純音聽力損失 60dB～90dB。

㈣全　聾

完全聽不到聲音。純音聽力損失 90dB 以上。

三、耳聾病因的分類

㈠傳音性聾和感音神經性聾

根據聽覺系統受損害的部位，可將耳聾分為傳音性聾和感音神經性聾。

傳音性聾是指外耳、中耳病變所引起者。

感音神經性聾是指內耳、聽神經、大腦聽覺中樞病變所引起者。

傳音性聾和感音神經性聾同時並存者稱為混合性聾。

㈡先天性聾和後天性聾

從發病時間分析，有先天性聾和後天性聾兩類。

1. 先天性聾

⑴遺傳因素：

因基因和染色體異常所致的耳聾，稱為遺傳性聾。

按遺傳病的發病規律，單基因遺傳病引起的耳聾，有的屬於常染色體顯性遺傳性聾，聾娃娃的父親或母親為聾人；有的屬於常染色體隱性遺傳性聾，聾娃娃的父母都是致聾基因的攜帶者；有的屬於伴性遺傳性聾，常常「唯男是病」。其中，以常染色體隱性遺傳性聾居多。

為了阻斷遺傳性聾的延續，應注意以下幾點：

患遺傳性聾者，擇偶時要從優生角度加以考慮。最好不要選擇另一先天性聾人為配偶，以減少生聾娃娃的機會。

聾人的婚姻、生育問題，可通過遺傳諮詢，得到指導。

(2)環境因素：

妊娠初期，病毒感染可影響胎兒內耳的正常發育。

接觸有毒物質或孕母應用了耳毒性藥物（如鏈霉素、卡那霉素、新霉素等），可致胎兒內耳損害。

母感染梅毒，致胎兒患先天性梅毒，可發生先天性耳聾，但有不少於青春期才表現出聽力減退。

地方性甲狀腺腫流行區，患有地方性克汀病的小兒，絕大多數有耳聾。

難產、滯產致胎兒缺氧，可損傷內耳，致先天性聾。

注意孕期保健，尤其在妊娠早期避免受致畸因素的影響；防治性病；加強產期監護，是預防非遺傳性先天性聾的重要措施。

因孕期和產期因素所致的先天性聾，不向後代遺傳。

2. 後天性聾

(1)耳藥物中毒：

耳藥物中毒是指使用某些藥物治病或人體接觸某些化學製劑所引起的位聽神經系中毒性損害。

常見的耳藥物中毒為氨基甙類抗生素中毒。鏈霉素、慶大霉素、新霉素等同屬氨基甙類抗生素。

鏈霉素、慶大霉素主要影響耳前庭的耳蝸功能。前庭是平衡器官，中毒後所表現的一系列症狀為：眩暈，感到屋宇景物或自身在顛騰起伏、動盪迴旋，閉目臥床才較舒適，睜眼則眩暈加重；平衡失調、步態蹣跚；噁心、頭痛，同時可有口唇發麻。若能及時停藥，一般經數月可望恢復。卡那霉素、新霉素，主要影響內耳旋器的感音功能，引起雙側感音神經性聾及耳鳴。耳鳴經久不息，甚是擾人。耳聾慢慢加重，發生聽力減退後，即使停藥，聽力仍可繼續惡化。有的在服藥期間並無症狀而於停藥數月後才出現耳聾。一旦發生感音神經性聾，僅少數輕度中毒患者，可望聽力有所恢復，多數為不可逆性耳聾。

應用耳毒性藥物後，是否出現中毒症狀，與個體的易感性有一定關係。有些人，對耳毒性藥物特別敏感，只接受了小劑量的藥物即可致聾。易感者常有遺傳傾向，在一個家族中可有數人發生耳藥物中毒。

預防耳藥物中毒，應注意以下幾點：

①勿濫用鏈霉素等耳毒性藥物。

②有過敏性體質的人或家族中已有因耳藥物中毒致聾者，更應慎用氨基甙類抗生素。

③必須用鏈霉素藥物治療時，用藥期間，要密切觀察病兒的聽力，以及是否有口唇發麻、耳鳴、眩暈等症狀。一旦出現症狀應立即停藥，採取補救措施。在中毒初期，用神經營養藥物治療，有可能制止病情惡化。但小兒耳聾往往不易早期發現，待察覺時，往往已到無可挽回的地步。

⑵傳染病源性聾：

傳染病源性聾是指患各種急、慢性傳染病所致的感音神經性聾。主要有以下幾種傳染病：

麻疹：因患麻疹，致內耳損害，約占後天性聾的 10%左右。耳聾多為雙側性，耳聾程度可輕可重。

流行性腦脊髓膜炎：多在發病二日～三日內突然耳聾。多為雙側性全聾。僅少數可有殘餘聽力。

猩紅熱：猩紅熱除可引起化膿性中耳炎致傳音性聾，也可引起內耳病變致感音神經性聾。

流行性腮腺炎：為後天性聾的常見原因。一般為單側全聾。

流行性感冒：除可引起中耳炎致傳音性聾，也可引起內耳及聽神經的損害，致感音神經性聾。耳聾突然發生，一般較輕，預後較好。

採取綜合措施，預防兒童常見傳染病；患傳染病期間避免應用耳毒性藥物，並監測聽力，是預防傳染病源性聾的主要措施。

(3)中耳炎：

中耳炎是指累及中耳全部或部分組織的炎症。一般分為化膿性中耳炎與非化膿性中耳炎兩類，每類又分為急性、慢性兩種。

①化膿性中耳炎：為化膿性細菌侵入中耳所致的炎症。細菌入侵中耳以咽鼓管途徑為主。如，患上呼吸道感染時用力擤鼻或於臥位吃奶，發生嗆咳，均可使細菌經咽鼓管進入中耳；挖耳取耵聹或取異物時不慎損傷鼓膜，細菌可自鼓膜破損處進入中耳；患猩紅熱，細菌可經血液到達中耳，引起炎症。

嬰幼兒患化膿性中耳炎的主要症狀：耳痛引起睡眠不安；因吮奶、吞咽可致耳痛加劇，而拒絕吃奶；搖動頭或用手揉耳。大孩子會訴說耳痛。可有發燒。

中耳積膿穿破鼓膜流出後，耳痛頓減，熱度隨之下降。

若急性化膿性中耳炎未經治療或治療不當，病程已有二個月～三個月，仍流膿，則已轉為慢性化膿性中耳炎，病兒聽力可有不同程度的減退。

②非化膿性中耳炎：是指由於鼓室內、外氣壓不平衡所引起的中耳非化膿性炎症。

由於鼻部炎症波及咽鼓管，或因增殖體肥大使咽鼓管粘膜水腫等原因，妨礙了咽鼓管的開放，可造成鼓室內、外氣壓不平衡，繼而形成中耳負壓、鼓膜內陷。中耳負壓還使中耳鼓室的粘膜淤血，血管滲透性增加，流體自血管滲出，使鼓室內積液。

日久，積液中的礦物質沉積下來，使聽小骨發生粘連，聽骨鏈的作用被破壞，聲音傳導發生障礙，發生傳音性聾。

若鼓膜內陷與鼓室內壁粘連成袋狀，脫落的上皮、膽固醇結晶積聚在袋內，形成「膽脂瘤」。「膽脂瘤」，逐漸長大壓迫骨質，可破壞內耳，致感音神經性聾。此時，耳聾的程度和治療的難度也相應增加。

嬰幼兒患非化膿性中耳炎，沒有耳痛和外耳道流膿的症狀，主要表現是聽力障礙。對尚無表達能力的嬰幼兒，要靠成人的細心觀察來發現他們聽力的微細變化。比如，孩子感冒發燒以後，說話常打岔，常要求別人重複說過的話，聽別人說話時注意看說話人的口形等等，都可能有聽力障礙。要盡早去醫院檢查。

四、耳聾的矯治

㈠早發現聽力異常

早期發現小兒聽力障礙，盡早地確診耳聾性質和程度，積極有效地利用殘餘聽力，可以最大限度地補償和促進第二信號系統的發展，使他們掌握說話能力，即使重度耳聾患兒也可聾而不啞。

1.測查嬰幼兒聽覺反應的發育狀況

可參考下表（表7-3）對嬰幼兒的聽覺反應進行判斷，可按月齡檢查相應的項目。該檢查法是根據小兒神經發育的水平而制訂的，因此只適用於篩查腦發育正常僅聽力有障礙的小兒。

測試時要避免用可引起孩子身體震動的方法。比如，用拍床、踏地板等發出的聲響，雖可使新生兒發生眼瞼反射（緊閉眼瞼）、莫羅擁抱反射（兩臂相抱，身體迅速屈曲），但可能是因震動引起的。

進行重複測試時，要間隔一段時間。因為對重複發出的聲音，小兒可表現出反應遲鈍，這是對聲音刺激已經適應的表現。

表 7-3 嬰幼兒聽覺反應發育測試項目參考表

月　齡	編號	聽　覺　反　應
小於一個月	1	對突發的聲音產生一次驚跳（即莫羅擁抱反射）
	2	突發的聲音能引起緊閉眼瞼（即眼瞼反射）
	3	睡眠時若聽到突然的大聲會睜開眼瞼（即覺醒反射）
一個月	4	突然的聲音能使孩子一怔（或一驚跳），伴有手的揮動或伸展
	5	睡眠時，聽到突然大聲會睜眼或哭叫起來
	6	靜臥睜眼時，聽到突然大聲會閉眼
	7	在哭喊或手足運動時，若聽到突然聲音會停止哭鬧或中止活動
	8	在孩子近處給聲時（如搖撥浪鼓），他有時能緩緩地轉過臉來
兩個月	9	在睡眠中突然聽到尖聲叫，孩子會一驚，手足搖動並伴有眨眼
	10	睡眠時，喧鬧聲、噴嚏聲、鬧鐘聲或其它機器聲都可能使之睜眼

續上表

月　齡	編號	聽　覺　反　應
	11	對他說話，他也可能高興地發出「阿」、「烏」等元音或發笑
三個月	12	睡時，突發的聲音，可使嬰兒閉眼，手指活動，大多數無全身驚動
	13	收音機聲音、電視開關聲及其播音可使孩子轉臉或轉眼
	14	吵鬧聲、哄逗聲、歌聲或音樂聲，可導致孩子出現不安、喜悅、厭惡等表情
四個月	15	對日常熟悉的聲音，如玩具、電視、樂器、開門或關門聲表示關切，表現轉身朝向聲音
	16	呼喚其名字能緩慢地轉臉，朝向呼喚者
	17	對人聲，特別是他熟悉的媽媽說話聲能轉身尋找
	18	對意外的聲音，不熟悉的聲音或從未聽過的聲音能馬上轉臉尋找
五個月	19	將鬧鐘挨近他的耳邊，他聽到嘀嗒聲時能轉頭朝向鬧鐘側
	20	能較好地分辨出父母的聲音、其它熟人的聲音以及自己被錄音的聲音
	21	聽到突然發出的大聲，能爲之一驚，緊張，抱住大人或哭喊起來
六個月	22	跟他說話、給他唱歌，會使他靜靜地盯著你
	23	給他聲音聽時，可按我們意圖使他追踪聲音
	24	對電視或播音能敏捷地朝向聲源

續上表

月　齡	編號	聽　覺　反　應
七個月	25	對隔壁房間傳來的聲音，室外動物叫聲或其它大聲能主動尋找聲源
	26	聽別人講話、唱歌時，能安靜地注視口形，有時還發出聲音來「回答」
	27	聽到音樂聲，能主動找尋聲源
	28	對申斥聲以及近處突然響聲能引起驚嚇或哭喊
八個月	29	會模仿動物叫聲，並會出「嘎嘎」笑聲
	30	情緒高時能主動發出聲音，能模仿教給他的聲音
	31	當聽到「不行」、「別動」等申斥語時，能把伸出的手縮回去或哭叫起來
	32	將微弱聲源（如表聲）靠近耳邊時，能轉頭找尋聲源
九個月	33	能對外界各種聲音（如車聲、雨聲、飛機聲）表示關心（突然朝向聲源或轉頭看）
	34	聽到「來」、「再見」等語音時能相應地按指意行動
	35	隔壁傳來的聲音，從遠處傳來的呼喚姓名聲能使他立即轉頭
	36	聽到音樂或歌聲會高興地手舞足蹈
	37	聽到一般生活中各種聲音或突然變換的聲音能立刻轉向聲源
十個月	38	能模仿發出「媽媽」、「寶寶」
	39	隱蔽的接近他，用小聲叫他名字時，他能轉頭找尋聲源

續上表

月　齡	編號	聽　覺　反　應
十一個月	40	能合著音樂的節拍擺動自己的身體
	41	聽到「把××給我」時，能把某物拿過來
	42	聽到「××在那兒」時，能注視那裡
十二個月至十五個月	43	聽到隔壁房間有聲音時，能驚異地歪著頭用耳傾聽或表示聽到了聲音
	44	可按照簡單的言語指示行事
	45	能按照問詢來指出自己的眼睛、耳朵、鼻子……等身體器官的部位

2. 聽力測驗

對已懂事可合作的小兒可進行聽力測驗。簡單的有耳語檢查、秒表檢查法等。

在醫院，醫生常用聽力計測試聽力。聽力計為測試聽覺功能的電子儀器，可為耳聾的定性、定量和定位診斷提供依據。

例如，配景測聽法是利用幼兒對圖片或玩具的興趣，先建立起聲刺激和按電鈕亮燈而看見景物之間的條件反射，然後逐漸降低聲刺激的強度以測試兒童的聽閾。

阻抗測聽法和電反應測聽法是近二三十年發展起來的新的客觀測聽法。客觀測聽法不需根據受檢者的主觀判斷，不受年齡、意識等方面的影響，對嬰兒測聽更具有實用價值。但多數客觀測聽法比較複雜，並且需要特殊的儀器設備。

㈡復　聰

耳聾復聰應包括：盡一切可能恢復或部分恢復已經喪失的聽力；對通過現有手段，聽力仍然不能恢復的人，要盡量保持利用其殘餘聽力。

1. 恢復或部分恢復已喪失的聽力

⑴先天性外耳道閉鎖：

先天性外耳道閉鎖常伴有耳廓和中耳畸形。對雙側外耳閉鎖的患者，手術年齡以六歲～七歲為宜。單側患者，手術可待成年後施行。

⑵傳音性耳聾：

①鼓膜修補術：鼓膜修補術亦稱鼓膜成形術，是修復因中耳炎或其它疾患遺留的鼓膜穿孔的方法。

在中耳炎治癒（乾耳）兩個月以上，中耳聽小骨傳聲功能良好，咽鼓管暢通的情況下，可以行鼓膜修補術。

②鼓室成形術：鼓室成形術是根治中耳病灶和重建鼓室傳音結構，以提高或恢復聽力的顯微手術。

兒童因常患上呼吸道感染易致中耳炎復發，且不易合作，故待成長後及早手術為宜。

⑶感音神經性聾：

感音神經性聾的復聰，雖有了某些進展，但還遠遠達不到理想的要求。這是因為耳蝸聽覺感受器和聽神經纖維是人體最嬌嫩的組織之一，一旦損壞，很難恢復。

目前在治療上，有下列幾種措施：

①藥物治療：從感音神經性聾的發病機理來看，主要是由於各種有害因素造成內耳微循環供血障礙，組織缺氧，代謝紊亂，終致毛細

胞和聽神經末梢發生病變，形成不可逆性耳聾。

因此，若在發病初期，立即進行治療，改善內耳血液循環，加強神經營養，有可能促使聽力恢復。

常用的藥物以神經營養藥物為主，如維生素 B_1、維生素 B_{12}、煙酸、維生素 A，以及某些生物製品如三磷酸腺苷等。

②高壓氧治療：耳蝸聽覺感受器對氧的消耗量很大。為了糾正內耳組織的缺氧狀態，運用高壓氧艙，促進耳蝸血液循環，改善氧氣供應，有助於恢復聽力。

高壓氧治療對暴聾（突發性耳聾）及外傷性耳聾有比較好的療效。

③電耳蝸：目前尚處於實驗研究階段，適應症選擇較嚴格，多限於十八歲以上少數全聾患者。

一部分感音神經性聾患者，耳蝸毛細胞雖然壞死，而聽神經仍然保留部分功能。用電耳蝸代替聾人的耳蝸，經過特制的聲電換能刺激器，將外界聲音信號轉變成電信號，刺激聽神經，從而使聾人復聰。嚴重耳聾患者借助電耳蝸可感受環境中的簡單聲音，如敲門聲、鈴聲、汽車喇叭聲等。

感音神經性聾一經確診，就要盡早採取聽覺、語言訓練的康復措施，不要因盲目四處求醫，而貽誤時機。

2. 助聽器的選配和應用

助聽器是幫助聾人聽到聲音的簡單擴聲裝置。標準的助聽器由小型晶體管放大器、微型傳聲器（俗稱話筒）、耳機（氣導耳機或骨導耳機）等所組成，其工作原理是通過傳聲器的聲能轉變為電信號，經過放大，再經耳機將電信號轉變為聲波。正常人語聲的功率很小，經助聽器可放大幾萬倍，從而滿足聾耳聽聲的要求。

是否需要配戴助聽器，以及使用什麼型號的助聽器，主要根據聾兒的聽力水平而定。這要靠家長與醫生密切配合，共同反覆觀察來作出判斷。配戴上助聽器以後，以能聽到與耳相距 1 米處的普通響度的談話聲為有效。另外合適的耳塞也很重要，要保證戴牢，不讓聲音外漏。在嬰兒期一般需三個月～六個月更換一個，年齡稍大更換時間可長至一年～二年。還要準備一個專用的助聽器口袋，以便將助聽器配戴在胸前。

㈢聽覺、語言訓練

語言和文字是人類進化發展的產物，是人們互相交際，進行學習、文化生活和科學創造的主要手段。

對聾兒進行聽覺、語言訓練，能為他們接受普通教育，掌握更高的文化科技知識和進入正常人的社會，以及促進其心理健康提供條件。

家庭訓練是早期對聾兒進行聽覺、語言訓練的最重要的方法。家長對自己孩子的脾氣、習慣、愛好、長處、短處最為了解，對孩子的發育最為關切。因此，只要家長信心足、決心大、方法對頭，收效也最快，對聾兒語言發育起著決定性的作用。

聽覺語言訓練的目的是使聾兒盡早利用其殘餘聽力，最大限度地提高對日常各種聲音辨認、區別、理解的能力，並開口說話，即聾而不啞。

家長要鼓勵聾兒堅持配戴助聽器，利用殘餘聽力來幫助學話。在家裡，還要充分利用各種音響效果，音樂能把聾兒引入有聲世界，增加他們對有聲世界的嚮往，這對於初戴助聽器的孩子來說更為重要，先喜歡它，才能常聽常用。還可利用環境中的各種聲音，如門鈴聲、關門聲、敲碗聲等等，訓練孩子的分辨能力，多聽多用耳。

教孩子說話，要讓他們「聽說話」與「看說話」相結合。「看話」即「以目代耳」。

對聾兒進行語言訓練不是一朝一夕能奏效的，尤其開始時非常困難，而且「記得慢，忘得快」，一個「爸」字和一個「媽」字，也要教上幾百遍，反覆強化，才能分得清、學得會。這需要家長付出極大的愛、耐心和精力。

尤其對於大孩子，他們已經過了語言發育的最佳時期，要求他們咿呀學話，會使他們感到怕羞，家長要耐心誘導，創造愉快的氣氛。孩子發音不準，不要大聲訓斥，欲速則不達。

對於已經習慣用手勢的聾兒，要鼓勵他們多開口，少用手勢來表達意思。比如，孩子用手拉你過來，指著東西，你即使明白了他的意圖，也不要輕易地把東西給他。要求他先叫爸爸、媽媽，後說出東西的名稱，使孩子在日常生活中習慣於口語交際。總是打手勢，聾兒會懶得開口，淡漠了對口語交際的需要。

另外，對聾兒進行家庭教育，並不只限於他們學會口語，同時還應注意他們身心的健康成長。發展他們的觀察力、想象力、記憶力和思維能力，以及有健全的性格。讓他們和同齡的正常孩子一起玩，到大自然中去，到適合的社交場所中去，積累經驗和知識，克服封閉的心理，養成良好的行為習慣，德、智、體全面發展。

Chapter 8

幼兒心理諮詢與輔導

第一節

幼兒心理衛生與健康的整體觀

一、健康的整體觀

人們對自身的認識，經歷了若干不同的階段。十六、十七世紀，人們還不了解生命運動和機械運動的本質區別，因此，把人體看成是由許多零件組成的機器。而後，巴甫洛夫的「條件反射」學說以及內分泌學等的建立，揭示了人體是統一的有機體，逐漸形成「生物醫學模式」。由於現代免疫學說、受體學說、調控學說、系統論、信息論、控制論等新科學技術的出現，人們對生命現象和人體從整體的角度進行綜合研究，並從群體水平、生態系統水平的相互聯繫上觀察問題，從而提出了應該從生物、社會和心理因素來綜合認識疾病與健康，這就是新的醫學模式：「生理——心理——社會醫學模式」。正如聯合國衛生組織於一九四八年在它的憲章中對健康的解釋：「健康是指身體、心理和社會適應的健全狀態，而不只是沒有疾病或虛弱現象」。隨著醫學模式的轉變和健康概念的完善，心理衛生的重要性日益受到重視。

二、什麼是心理衛生

(一)心理衛生的定義

心理衛生（mental health），又稱精神衛生，是關於保護和增進人的心理健康的心理學原則、方法和措施。心理衛生有狹義和廣義之分。狹義的心理衛生旨在預防心理疾病的發生；廣義的心理衛生則以促進人的心理健康，發揮更大的心理效能為目標。

學前兒童正處於迅速的生長發育時期，他們雖然已經具有人體的基本結構，但是各器官、各系統尚未分化發育完善，解剖、生理和心理特徵與年齡較大的學齡兒童及成人有很大的區別，對外界環境及其變化的影響比較敏感，容易受到各種不良因素的傷害。應該對學前兒童施行心理衛生教育，依據各項衛生要求和標準為兒童創設和利用有利的環境，控制和消除種種不利因素。這不僅有可能將學前兒童的行為問題、心理障礙和心理疾病消滅在萌芽狀態，更為重要的是能夠促進兒童在認識、情感、意志和個性等方面正常地發展，培養健全的人格，使其對社會具有良好的適應能力，維護和增進心理健康。

(二)心理衛生的由來

1.中國傳統醫學中的心理衛生思想

關於心理衛生的論述，在中國古代醫學典籍和其他古代典籍中都有記載。古代醫學重視精神攝生，主張通過攝生養性達到身心健康和延年益壽的目的。在戰國時代成書的醫學經典《內經》指出：「上古聖人之教下也，皆謂之虛邪賊風，避之有時，恬澹虛無，真氣從之，精神內守，病從安來？」這段文字提出預防疾病除了應注意氣象變化外，還要注意保持情緒愉快和穩定，防止過度的情緒變化。

中國傳統醫學還指出，除了風、寒、暑、濕、燥、火六淫之氣及飲食勞傷等在一定條件下能使人產生疾病外，人的情志失調也是產生疾病的重要原因，「思傷脾，怒傷肝，喜傷心，恐傷腎，憂傷肺，百病之生於氣也」。華陀（中國古代名醫）曾寫道：「形者神之舍也」，「舍坏則神蕩」，「善醫者先醫其心，而後醫其身。」生動地說明身、心相關，形、神相即的思想。

2.心理衛生的發展史

談及心理衛生的發展史時，一般把比奈尼在一七九二年提出的廢除對精神病人的約束，作為精神衛生歷史的起點。現代心理衛生則由美國人比爾斯所倡導。比爾斯把自己在精神病院中自身的痛苦和所見所聞寫成一本名為《一顆失而復得的心》的書，於一九〇八年出版。並由他發起成立了世界上第一個心理衛生組織——康涅狄格州心理衛生協會，這被認為是心理衛生運動正式開始的標誌。近半個多世紀，心理衛生工作愈來愈受到重視，一九三〇年在美國華盛頓召開了第一屆國際心理衛生大會。一九四八年在英國倫敦召開的第三屆國際心理衛生大會上，成立了世界精神衛生研究會，以後各國都相繼成立了分會，成為世界衛生組織的重要分支。

在國際心理衛生運動日趨發展的影響下，從三十年代起，中國的一些心理學者就熱衷於心理衛生事業，在大學裡開設了心理衛生課程，出版了一些心理衛生的著作。一九三六年四月，部分心理學家、教育家、社會學家、醫生及其它社會知名人士共 228 人在南京發起了「中國心理衛生協會」，後因抗日戰爭爆發，工作被迫停止。

三、學前兒童心理健康的標誌

兒童的身心正處於迅速發展的階段，他們心理健康的特徵是與他們的身心發展緊密聯繫在一起的。概括地說，心理健康的兒童應該是：

㈠智力發展正常

正常的智力水平是兒童與周圍環境取得平衡和協調的基本心理條件。一般把智力看作是以思維力為核心，包括觀察力、注意力、記憶力、思維力和想像力等各種認識能力的總和。它以先天素質為物質基礎，在人與環境的交互作用中得以發展。

㈡情緒穩定，情緒反應適度

情緒是人對客觀事物的一種內心體驗，它既是一種心理過程，又是心理活動賴以進行的背景。良好的情緒狀態反映了中樞神經系統功能活動的協調性，表示人的身心處於積極的平衡狀態。心理健康的兒童對待環境中的各種刺激能表現出與其年齡相符的適度反應，並能合理地疏洩消極的情緒。

㈢樂於與人交往，人際關係融洽

兒童的人際關係雖然比較簡單，人際交往的技能也較差，但他們樂於與人交往，也希望通過交往而獲得別人的了解、信任和尊重。

㈣行為統一和協調

隨著年齡的增長，兒童的思維逐漸變得有條理，主動注意時間逐漸增加，情緒情感的表達方式日趨合理和成熟。

㈤性格特徵良好

性格是個性最核心、最本質的表現，它反映在對客觀現實的穩定態度和習慣化了的行為方式之中。

兒童心理健康的具體標準，在日常工作中常參考以下幾點：

有足夠充沛的精力，能從容不迫地應付日常生活和學習中的壓力，不感到過分緊張；心情開朗和愉快，處事樂觀，態度積極，樂於承擔責任，保持正常的人際關係，和小朋友和睦相處，合群，在集體中受到歡迎和信任；應變能力較強，能較好地適應環境的各種變化；自控力較好，沒有不良行為、不良習慣；注意力集中，休息時善於放鬆，睡眠良好。

當然，不能要求一個孩子全部具備以上的條件，但是應該努力培養孩子達到這些目標。

四、影響學前兒童心理健康的因素

「生物——心理——社會模式」將人看成是生物——心理——社會因素密切相關的整體，從多維的角度，來解釋兒童正常或異常心理的發展。

㈠生物學因素

影響學前兒童心理健康，導致他們問題行為和心理障礙產生和發展的生物學原因主要有：遺傳因素，以及素質、生理生化、腦損傷等因素。

1.遺傳因素

凡是由於生殖細胞或受精卵裡的遺傳物質在結構或功能上發生了改變，從而使人體所患的疾病稱為遺傳病。使人體發病的致病基因或異常的染色體，通過患者的配子（精子或卵子）按一定比例向後代遺傳。

遺傳病可因基因突變引起，也可因染色體異常引起。例如，苯丙酮尿症的患者，因體內缺乏苯丙氨酸羥化酶，使苯丙氨酸的代謝發生障礙，導致苯丙氨酸及其中間代謝產物在體內堆積，從而使中樞神經系統受到損害，造成智力低下。這種病屬於「單基因病」中的常染色體隱性遺傳病，近親婚配使子女患這類疾病的機會明顯增多。又如，先天愚型，患兒的第 21 對染色體不是兩條，而是三條，所以本病又稱為「21——三體綜合症」。病人呈特殊面容：眼裂小、眼距寬、塌鼻梁、舌常伸出口外，掌紋多呈「通貫手」，小指內彎且只有一條橫紋，生長發育遲緩和智力低下。高齡婦女（超過三十五歲），卵細胞可能老化，受孕後，先天愚型兒的發生率明顯增加。

2.先天素質

素質是先天的解剖特點，主要是神經系統和感覺器官方面以及運動器官方面的特點。素質是兒童心理正常發展的自然前提。兒童的先天素質是遺傳基因和胎兒發育過程中環境因素之間相互作用的結果。影響胎兒正常發育的環境因素是多方面的，由它們所造成的某些素質上的缺陷可能成為兒童心理發展過程中的障礙，導致異常行為的產生。

妊娠早期，即頭三個月，是胎兒各器官分化、形成的重要時期，稱為「器官發生期」。由於在器官發生期最容易受致畸因素的損害，使成形有誤，導致胎兒發育畸形，所以又稱妊娠早期為「畸形敏感期」。常見的致畸因素有：不良的藥物、有毒的化學物質、煙酒、放射線和病毒感染等。

胎兒期營養不良可導致胎兒腦發生永久性的解剖和生化變化，對腦的發育成熟產生不可挽回的不利影響。

中國古代就有孕期應「清心養性，避免七情（喜、怒、憂、思、悲、恐、驚）所傷」之說。視「寧靜為胎教」，主張應避免孕婦因情緒上大的波動，造成過度心理緊張，進而引起胎兒發育異常。現代研究表明，孕婦發怒、害怕或憂慮會使腎上腺分泌的激素在質和量上發生改變，從而影響胎兒的正常發育。因此，情緒緊張和焦慮不安的孕婦比情緒正常的孕婦在分娩時易出現難產以及娩出身心異常的嬰兒。

此外，兒童期癲癇、腦性癱瘓、智力發育遲緩、多動症等可能與妊娠高血壓綜合症、產前出血、產傷或窒息缺氧等有關。

3. 腦損傷

腦的損傷或疾病（外傷、腦炎、腦膜炎等）常是影響學前兒童心理健康發展和造成他們心理障礙的一個重要原因。

4. 兒童感覺統合失調

美國加州大學艾爾絲（Ayres）博士從腦神經生理學觀點出發，發現「感覺統合失調」是許多不良行為產生的生物學因素。

㈡心理學原因

影響學前兒童心理健康的心理學原因主要有學前兒童的動機系統、情緒傾向、行為習慣、認知能力、人格特徵和早期經驗等等。

1. 動　機

動機是在需要的基礎上產生的，人類需要的層次：

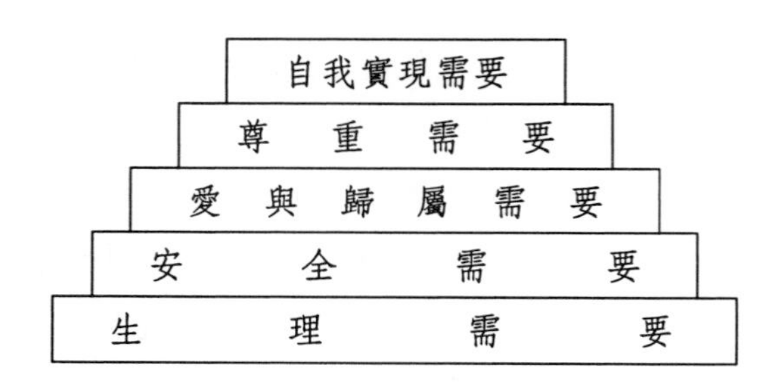

如果把需要看作是人生存發展所必須的條件，動機則是這些需要的具體表現。

動機的衝突在學前兒童中經常發生，是干擾兒童心理正常發展，造成情緒強烈波動的重要因素。

2. 情　緒

兒童心理的緊張狀態和平衡失調往往與消極情緒聯繫在一起，其中焦慮和恐懼常使兒童產生一些問題行為。

例如，兒童神經症就是兒童為了避免焦慮而形成並保持的一種行為模式。又如，恐懼可使兒童知覺、記憶和思維發生障礙，行為失調。

3. 自我意識

自我意識是組成個性的一個部分，對人的心理活動和行為起著調節作用。正確的認識自我是兒童使自己的行為適應環境的基本條件之一。在學前兒童中，自我評價過低的孩子，常常表現為沉默寡言、不善交往、行為退縮，他們的個性特徵和行為也會出現種種問題（表8-1）。

表 8-1　不同自我評價的兒童行為或個性特徵

行爲或個性特徵	具有不同自我評價的兒童的行爲表現形式		
	相符的	過高的	過低的
對自己的態度			
1. 自信	適度的自信	自信心過高	自信心過低
2. 安全感	適度的安全感	常不顧安危	具有不安全感
3. 對困難的態度	估計到困難	很少考慮困難	把困難估計過大
4. 對成功或失敗的反應	有適度的反應	只注意成功	對失敗十分敏感
人際關係			
1. 合作性	能幫助別人，與人一起合作	有時能合作，有時不能	不能與人合作
2. 友善程度	待人友善	待人友善，但對人有時不公正	對人多疑，缺乏友善態度
3. 善於交往程度	善於交往，謙虛	善於交往，不謙虛	不善於交往，過分謙虛
4. 對別人的評價	正確對待	不易接受	缺乏自己的主張

續上表

行爲或個性特徵	具有不同自我評價的兒童的行爲表現形式		
	相符的	過高的	過低的
情緒表現	樂觀，較少憂鬱、焦慮	盲目樂觀，容易發脾氣和吵鬧	經常悶悶不樂，過分敏感，容易傷心
行爲特徵			
1. 自制性	適當的自制	缺乏自制力	過分自制
2. 堅持性	能堅持作業	缺乏耐心	缺乏信心
3. 獨立性	能獨立作業	能獨立作業	不能獨立作業
4. 果斷性	果斷	果斷	不果斷
5. 主動性	具有適度的主動精神	十分主動	缺乏主動性
6. 責任感	有較強的責任感	缺少責任感	缺少責任感
行爲方式	行爲方式適當，沉著，穩健，速度快	攻擊性強，不沉著不穩健，速度快	退縮性強，拘謹，不穩健，速度慢

㈢社會因素

從出生起，嬰兒就是一個社會的人，隨著兒童年齡的增長，他們會經歷由簡單到複雜的不同社會環境，良好的社會環境有益於兒童心理健康，反之，則會給其心理的正常發展帶來不良影響。

1. 家　庭

學前兒童在生理和心理方面的諸多需要，一般在家庭中都能得到滿足。能享受到天倫之樂的家庭中的兒童，人格的發展一般是健全的。相反，從小不得溫飽，在精神上備受挫折的兒童，往往身心發展不健全，行為可能出現異常。兒童在家庭中，情感能得以最為自然而毫無保留地表露。這對於兒童人格的健全發展十分重要。家庭是學前兒童社會化的主要場所，家庭成員，特別是父母的行為、人格特徵、與兒童的關係，特別是他們對兒童的教育態度和方法與學前兒童的心理健康關係特別密切。對兒童的過分溺愛會導致兒童養成自私、任性、驕橫、好逸惡勞、追求享受、自我中心等不良傾向；對兒童期待過高，要求過嚴，教養方式簡單、粗暴或古板，則造成兒童身心負擔過重，導致兒童產生自卑、退縮、冷漠、無所適從等不良傾向。對兒童的虐待給兒童心理健康造成的損害更大。

2. 托幼機構

托兒所和幼兒園的社會環境，對學前兒童社會適應性行為的形成有深遠的影響。學前兒童對教師有著很大的依賴性，如果兒童與教師之間的關係不親密、不融洽、不協調以及兒童生活環境的氣氛不融洽，往往會導致兒童心理上的不平衡。托幼機構教育和教學活動的組織和安排與學前兒童的心理健康也有緊密的聯繫。

3. 社　會

與學前兒童接觸的任何人，特別是同齡兒童；兒童所接觸的任何事物，特別是大眾傳播媒介如電視、廣播、出版物等都無不打上社會的烙印，潛移默化地影響著學前兒童的心理健康。物理環境中，不適宜的溫度、濕度、照明、空間、噪音等對學前兒童長時間的刺激，會影響兒童的情緒和行為。

在生物——心理——社會模式中，生物因素、心理因素和社會因素各有自身獨特的內容，同時又具有相互聯繫，相互包含和相互制約的不可分割的關係。上述因素是錯綜複雜地交織在一起對兒童的心理產生影響的。

五、學前兒童的心理評估

(一)心理評估的目的

心理評估是運用心理學的方法對人的心理狀態和行為表現進行評定。

對兒童進行心理評估可達到以下目的：

1. 了解兒童的行為表現，有針對性的實施早期教育；
2. 鑒別出有行為問題和心理障礙的兒童，以便進行早期干預。

(二)心理評估的方法和步驟

1. 談話

(1)自由交談：

靈活、親切，但費時長，談話對象往往「跑題」。

(2)問卷：

重點突出，省時，便於用計算機完成統計分析，但缺乏雙方情感交流，較刻板。舉例：美國常用的早期篩查父母問卷，主要問卷的內容包括有關出生、兒童健康狀況、兒童發展等方面，重點突出，使用簡便，能較系統的獲取評估的各方面的資料。

2.觀　察

觀察的內容主要包括以下幾個方面：

(1)智　能：

對學前兒童智能發展的觀察，應結合兒童的年齡和所處的文化背景，在日常生活中注意兒童對基本常識和概念的理解程度，對事物的比較、分析和綜合能力以及計算能力等方面。

(2)語　言：

對學前兒童語言的觀察包括觀察兒童的語言是否有條理，是否合乎邏輯，語音是否清晰，語句是否流暢等。

(3)人際關係：

要注意觀察學前兒童與其父母、教師、同胞兄弟姐妹、同伴以及陌生人的相互交往，特別是交往中的技能和態度，例如是否合群、能否與同伴友好相處，等等。

(4)情　緒：

觀察學前兒童的主要情緒傾向是什麼。例如，情緒是適度的，還是抑鬱、焦慮、恐懼或易激惹的。觀察他們情緒的協調性與穩定性如何，情感與內心體驗是否一致，與外界環境是否協調等。

(5)行為表現：

觀察學前兒童有無特殊的姿勢，刻板動作或不隨意動作。有無多動不寧、吵鬧不休或呆坐、呆立等行為；行為的統一性如何，注意力是否集中等。

(6)身體狀況：

觀察學前兒童身體發育狀況，例如身高、體重、胸圍等指標是否與同齡兒童相差過大；有沒有明顯的視覺、聽覺、肢體以及動作等方面的缺陷。

對觀察結果的記錄可以運用行為調查表，省時，省力，還能反映出這些行為發生的程度。例如，康納斯教師評定量表，每個項目以4個等級記分，即「0」表示全無此行為表現；「1」表示有一點；「2」表示比較明顯；「3」代表非常明顯（表8-2）。

表8-2　康納斯教師評定量表＊

	0	1	2	3
1. 在座位旁不停地來回走動				
2. 發出不該有的噪音				
3. 有要求必須立即給予滿足				
4. 動作衝動（莽撞、冒昧）				
5. 容易突然發脾氣和出現一些不可預測的行爲				
6. 對批評過分敏感				
7. 易分心，注意力短暫				
8. 打擾他人				
9. 做白日夢，好幻想				
10. 好噘嘴和生悶氣				
11. 情緒變化迅速和激烈				
12. 好爭吵				
13. 對權威人士很順從				
14. 不安靜，常常「過分忙碌」				
15. 易激惹和衝動				
16. 要求教師給予極大的注意				
17. 明顯地不受同伴的歡迎				
18. 容易接受同伴的領導				

續上表

	0	1	2	3
19.遊戲時不能正確對待輸贏，只能贏，不能輸				
20.明顯地缺乏領導能力				
21.常不能完成已經開始做的事				
22.幼稚，不成熟				
23.不承認錯誤或責怪別人				
24.與同伴相處不好				
25.與同伴不能合作				
26.辦事易受挫折				
27.與教師不能合作				
28.學習困難				

* 量表涉及攻擊性行為、注意力不集中、焦慮、多動和社會合作性行為等5個方面的問題。例如，第1、5、7、8、10、11、14、15、21、26項記錄與兒童的多動行為有關，得分高，提示可能有多動症。

3. 篩選檢查

對學前兒童的篩選檢查是運用盡可能簡便的心理測驗，獲取有關兒童心理發展中可能存在的問題和障礙的信息，以便據此做出決定，對所查兒童是否需作進一步的診斷性測驗。

例如，丹佛發展篩選測驗（DDST），是為從出生到六歲的兒童設計的，為目前被廣泛運用的篩選量表之一。根據應人能（如：會洗手並擦乾、能獨立穿衣服等）、精細動作——應物能（如：疊起四塊方木、比較線的長短、畫人體三個部分等）、粗動作能（如：獨足站立五秒鐘、足跟足尖走等）和言語能（如：說出自己的姓名、能認識物件的原材料等）分成四組。按照完成每個項目人數的25%、50%、75%和90%作為標準，將被查兒童與常模作比較，可初步了解兒童的發展狀況。

4.診斷測驗

通常用於對兒童進行心理評估的診斷測驗有智力測驗（如韋克斯勒學前兒童智力量表、麥卡錫兒童能力量表等）和人格測驗等。另外還有彩色瑞文推理測驗（CMP），可用於檢查兒童的心理發展是否達到很自如地進行類比推理。

第二節 幼兒常見的心理衛生問題

一、學前兒童的一般行為偏異

(一)一般行為偏異的普遍性

在兒童身心發展的過程中，出現某一種或幾種偏異行為的現象，相當普遍。例如口吃、遺尿、夜驚等等。這類心理衛生問題有較大的易變性和波動性，有的可自然消失，有的可經矯治糾正。

日本的村松常雄曾提出兒童一般行為偏異最常見的初發年齡（表8-3）：

表8-3　兒童一般行為偏異的多發年齡

年齡	行為偏異
0歲	睡眠不安、夜哭、陣哭、拒乳
1歲	睡眠不安、夜哭、夜驚、咬東西、屏氣發作、食慾不振
2歲	睡眠不安、夜哭、夜驚、恐懼、發怒、粗暴、攻擊、咬東西、同胞相嫉、反抗、語言發展遲緩、沉默、食慾不振、愛吐唾、愛撫摸生殖器
3歲	同胞爭吵、咬指甲、撒嬌、反抗、恐懼、畏縮、多尿、食慾不振、嘔吐
4歲	潔癖、吐唾癖、擔心身體、媽媽不回家就不上廁所、老愛追問熄了火爐沒有、在幼兒園怯生、不合羣
5歲	潔癖、氣量小、擔心身體、擔心花粉會惹病、反覆模仿媽媽的行爲、無耐心、不愛接近雙親、語言含糊、沉默、口吃
6歲	自訴睡不著、夜驚、拘泥瑣事、常嫌東西不乾淨、一件事不反覆弄清楚就不能做下一件事、吃東西要媽媽先嘗、在人前膽怯、被人一注視就不敢動、不沉著、不天真、無耐力、沉默、口吃、抽動
7歲	自訴睡不著、頭痛、擔心身體、畏怯、退縮、不肯上學、沉默、咬指甲、抽動、任性

㈡持續性行為偏異

若一般行為偏異表現較為嚴重，有多種症狀，持續時間長，則稱為持續性行為偏異。

中國上海地區，判斷學前兒童持續性行為偏異的標準：對於下列二十八個症狀，三歲兒童若同時存八個或八個以上；四歲～五歲兒童若同時存在七個或七個以上症狀，則被視為有持續性行為偏異。

二十八個症狀是：①拔發或吮吸手指；②咬指甲或磨牙；③挖鼻孔；④口吃；⑤遺尿；⑥動作笨拙；⑦抽動症；⑧情緒易變；⑨過分哭吵；⑩離不開母親；⑪不願去托兒所或幼兒園；⑫怕生；⑬多種恐懼；⑭暴怒；⑮任性；⑯在家裡呆不住；⑰大聲叫喊；⑱愛爭吵；⑲打人；⑳攻擊性行為；㉑破壞性行為；㉒說謊；㉓過分依賴；㉔懶散；㉕不愛與同伴玩；㉖畏縮和屈從；㉗白日夢；㉘屏氣發作。

㈢嬰幼兒常見的心理衛生問題

所謂「心理衛生問題」，就是平時常說的「毛病」，或是「不正常的行為」，比如：吮吸手指、口吃、遺尿、說謊、攻擊性行為、習慣性陰部摩擦等等。

同樣一種行為，在不同年齡，有的是正常的，有的就是「壞毛病」。比如，嬰兒「吮吸手指」，是很自然的事，如果到了幼兒園大班仍吮吸手指就要矯正了。二三歲的小朋友「吹牛皮能吹破天」、「睜著眼說瞎話」，那是受他們的心理發展水平的限制，把想像與現實混淆，並非有意「編瞎話」，屬於「無意說謊」。可是五六歲的小朋友為了得到表揚或是逃避懲罰在編瞎話，就要認真對待了。

三四歲的小朋友，說話不流暢，結結巴巴，不是「口吃」，如果總提醒他「把話說好了，別結巴」，造成沒開口先緊張了，倒真可能「口吃」了。

無論家長還是老師學習一些這方面的知識，正確對待兒童的一些「毛病」，將對兒童心理健康產生積極的影響。

1.吮吸手指

嬰兒吮吸手指極為常見，隨著月齡增加，這種行為會逐漸消退。

在幼兒中，若仍保留這種幼稚動作，成為習慣，應及時糾正。因為幼兒吮吸手指的行為會受到非議，而使幼兒感到緊張、害羞。這種不良習慣還易引起腸寄生蟲、腸炎等疾病，且可引起手指腫脹、發炎。若持續到六七歲換牙時期，則可導致下頜發育不良、開唇露齒等牙齒排列不整，妨礙面容的和諧和不能充分發揮牙齒的咀嚼功能。

吮吸手指這種不良習慣常因嬰兒餵養不當，不能滿足其吮吸慾望，以及缺乏環境刺激和愛撫，導致嬰兒以吮吸手指來抑制飢餓或自我娛樂。

矯治方法：

可用玩具、圖片等幼兒喜愛之物，或感興趣的活動去吸引其注意力，沖淡吮吸手指的慾望，逐漸改掉固有的不良習慣。用在手指上塗苦味藥或裹上手指等強制方法，較難根除這種壞習慣。

2. 咬指甲癖

經常的、控制不住的用牙將長出的手指甲咬去，稱「咬指甲癖」，這在3～6歲的幼兒中常見。大都出現於精神緊張之時，如不願意去幼兒園，家長管束太嚴，缺少小伙伴和遊戲，情緒不安、情緒低落時，以咬指甲自慰。大人或小伙伴有此習慣，幼兒也易仿效成習。養成頑固習慣後，有時終生難改。

防治此癖，應以消除引起幼兒心理緊張的因素入手。用苦葯或辣物塗擦指甲一般不能收到良好效果。良好的生活習慣，戶外活動，遊戲，使幼兒情緒飽滿、愉快，可逐漸克服惰性與奮灶。另外需養成按時修剪指甲的衛生習慣。

3. 習慣性陰部摩擦

幼兒或將兩腿交叉上下移擦，或騎坐在某些物體上活動身體，摩擦陰部，引起臉紅、眼神凝視、表情緊張等不自然的現象，稱為「習慣性陰部摩擦」。

對這種現象，不應視為「手淫」，它和「吮吸手指」等同屬幼兒的不良習慣。最早可發生在一歲左右，男孩多於女孩。多數是發生在入睡之前或剛醒來時，也有的不分場合，或為避開成人干涉而暗自進行。

矯治方法：

(1)查明誘因：

這種行為習慣有時是因為局部的疾病引起搔癢，小兒常躺臥於一定體位，摩擦陰部止癢，漸成習慣。例如，女孩外陰部的皮膚和粘膜細嫩，洗澡時水稍燙即可造輕微損傷，傷癒後留下搔癢；或因外陰濕疹引起癢感。男孩可因包皮口狹小或包皮與陰莖頭粘連引起包莖、包皮炎，使陰莖頭搔癢不適。患蟯蟲症的小，因蟯蟲夜間移至肛門外產卵，使肛門周圍奇癢，也會誘使小兒摩擦外陰部止癢。找誘，給於治療，便於根除不良習慣。

(2)轉移興奮：

當小兒發作時，可設法轉移其注意力，或輕聲呼喚其名，或改變其體位，也可播放樂曲，玩玩具等轉移其注意力。如果成人用恐嚇、打罵等方法對其施加壓力，會使兒童對這種行為產生罪惡感和神秘感，精神更加緊張，反而會強化這種行為。

(3)設置障礙：

不要讓他們過早臥床或醒後不起床。依著勿過暖，內褲不要太緊。

(4)講究衛生：經常清洗會陰，保持會陰部的清潔、乾燥。

(5)調整身心；多鼓勵他們參加集體活動和體育鍛鍊。

4. 口吃

口吃為常見的語言節奏障礙。它的發生並非因發音器官或神經系統的缺陷，而是與心理狀態有關。表現為正常的言語節律受阻，不自覺地重覆某些字音或字句，發音延長或停頓，伴跺腳、搖頭、擠眼、歪嘴等動作才能費力地將字迸出。患兒大多自卑、羞怯、退縮、孤僻、不合群。有的表現為易激惹，情緒不穩。出於對口吃的恐懼心理及高度注意，終成心理痼疾，越怕口吃越口吃。發病率約占兒童的1%～2%，多起始於二～五歲，男多於女。

⑴引起口吃的誘因：

①精神創傷：受驚嚇、受到嚴厲懲罰、進入陌生環境感到恐懼、家庭破裂而失去愛撫等。

②模仿：小兒覺口吃者滑稽可笑，加以模仿。

③疾病：患百日咳、流感、痳疹、猩紅熱等傳染病，或腦部受到創傷後，大腦皮質的功能減弱，容易發生口吃。

⑵「發育性口齒不流利」不是「口吃」：

值得注意的是，二～五歲的幼兒正是語言和心理發展十分迅速的階段，詞彙也漸豐富，但言語功能尚未熟練，不善於選擇詞彙，說話時常有遲疑、不流暢的現象，一般到上小學前，就可口齒流利了，這種現象稱為「發育性口齒不流利」，不屬於口吃。

如果大人對幼兒的「發育性口齒不流利」，流露出擔心、不安的心情，並時時提醒「別結巴」，或強迫幼兒「把話再說一遍」。幼兒在開口之前，心理先緊張了，就更張口結舌，可能真發展成「口吃」了。

⑶口吃的預防與矯治：

應從解除小兒的心理緊張入手。避免因說話不流暢遭到周圍人的嘲笑、模仿以及家長、教師的指責或過份矯正。大人不當眾議論其病態，或強迫他們把話說流暢，不許結巴。需知，這樣只會適得其反，加重其心理障礙。應安慰他們，使他們有信心克服。大人要用平靜、從容、緩慢、輕柔的語調和他們說話，來感染他們，使他們說話時不著急，呼吸平穩，全身放鬆，特別是不去注意自己是否又結巴了。可以多練習朗誦唱歌。

5. 遺尿症

幼兒在五歲以後，仍不能控制排尿，經常夜間尿床，白天尿褲，稱「遺尿症」。

⑴控制排尿能力的發展：

尿液存儲在膀胱內，達到一定量時，膀胱內的壓力，刺激膀胱壁的牽張感受器，神經衝動神經盆神經傳入，到達脊髓腰骶部的低級排尿中樞，並上傳到大腦皮質，產生尿意。如果環境條件不許可排尿，大腦皮質就會抑制尿意，這種由意識控制排尿的機制，需要大腦發育成熟到一定的程度，也需要學習和訓練。一般兩三歲的幼兒就可以開始自行控制排尿，白天不尿褲子，夜間能因尿意而醒來排尿，僅偶爾尿床。

⑵遺尿症的原因：

①功能性遺尿症：約占遺尿症的 90%。主要由於大腦皮質功能失調所致。其誘因多為精神方面的障礙，如突然受驚、大病一場、對生活環境的改變不能適應等等。睡眠過深，沒有養成良好的排尿習慣也是主要誘因。

②器質性遺尿症：因疾病所引起的遺尿症稱「器質性遺尿症」，如蟯蟲症、膀胱炎等等，均可使幼兒不能控制排尿。

⑶功能性遺尿症的矯治：

①喚醒排尿：掌握幼兒夜間遺尿的時間（多數是在睡熟後 2～4 小時內），提前喚醒起床排尿，也可利用鬧鍾、蜂鳴器或褥墊內喚醒器（稍遇濕，電路即感應接通，發出鈴響），重覆多次後，使患兒能形成條件反射，在排尿前醒來。

②避免過累：建立合理的生活制度，避免過度疲勞和臨睡前過度興奮，白天有一小時午睡，以免夜間睡眠過深。

③控制飲水：晚飯宜清淡，少吃稀的，控制飲水，可減少兒童入睡後的尿量。

④針灸、藥物治療：針灸有一定療效。服藥需在醫生指導下進行。

⑤消除可致幼兒精神不安的因素，包括因遺尿帶來的心理壓力，幫助患兒對樹立戰勝疾病的信心，不要自卑，也不要滿不在乎。絕不可恥笑、斥責有遺尿症的幼兒。

(4)「精神性尿頻」不是「遺尿症」：

某些新入幼兒園的小朋友，出現「尿頻、尿急」的現象，檢查尿液未發現異常，並非泌尿道有感染。這種情況常與幼兒初過集體生活不習慣有關。幼兒總覺著有尿而往廁所跑。怕尿褲子，卻常因緊張不安而尿濕了，如果再受到批評，緊張情緒加劇，越發控制不住。當然，這不是「遺尿症」。對剛入園的小朋友，要幫助他們熟悉環境，多給予關心、照顧，讓小朋友放心地去參加各種活動。當他們緊張不安的心理解除了，尿頻、尿急的現象也就隨之消失。

6. 遺糞症

遺糞症是指四歲以後，仍經常不能控制排便。這種對大便無控制能力，並非因為腹瀉所致。

預防遺糞症：

⑴培養每天定時排便的習慣。最好在早飯後排便。

⑵解除幼兒潛在的心理壓力，給予愛撫。

7. 夜驚

夜驚，俗稱「撒囈掙」，屬於睡眠障礙。它的發生與白天情緒緊張有密切關係。男孩發生夜驚多於女孩。主要表現為：入睡不久（一般 15～30 分鐘），在沒有任何外界環境變化的情況下，突然哭喊出聲，兩眼直視，並從床上坐起，表情恐懼。若叫喚他，不易喚醒。對他人的安撫不予理睬。發作常持續數分鐘，醒後完全遺忘。

幼兒夜驚，多由心理因素所致，如父母離異、親人傷亡、受到嚴厲懲罰，使幼兒受驚和緊張不安。睡前精神緊張，如看驚險電影、聽情節緊張的故事，或被威嚇後入睡，以及臥室空氣污染、室溫過高、蓋被過厚、手壓迫前胸、晚餐過飽等均可引起發作。鼻咽部疾病致睡眠時呼吸不暢、腸寄生蟲等也可導致夜驚。

對於夜驚的幼兒，一般不需藥物治療，主要從解除產生夜驚的心理誘因和改變不良環境因素入手，及早治療軀體疾病。隨著幼兒年齡的增長，大多數幼兒的夜驚會自行消失。少數幼兒的夜驚不屬於睡眠障礙，而是癲癇發作的一種形式，故經常發生夜驚，在白天精神、行為也有異常，應去醫院診治。

8. 說謊

⑴無意說謊：三四歲的幼兒由於認知水平低，在思維、記憶、想像、判斷等方面，往往會出現與事實不相符合的情況，屬於無意說謊。比如，他們常把想像的東西當作現實存在的東西；把渴望得到的東西說成已經得到了；把希望發生的事情當作已經發生的事情來描述。於是就出現「牛皮吹破天」、「睜著眼說瞎話」的現象。

遇到這些情況，不該指責他們「說瞎話」，只需讓小朋友明白

「該怎麼說」就行了。

(2)有意說謊：有的小朋友為了「趨樂」（得到表揚、獎勵）或避害（逃避責備、懲罰），故意編造謊言，就是有意說謊了。

針對有意說謊的對策：

①讓「狼來了」的故事：讓幼兒明白說謊的後果。

②允許孩子犯錯誤：鼓勵小朋友說實話，創造一種寬容的氣氛。

③不使其得逞：要及時揭穿謊言，不使其得逞。一次得逞就是對說謊行為的一次強化。

④成人言傳身教：大人不弄虛作假，彼此信任、坦誠，為小朋友樹立榜樣。

二、學前兒童的心理疾患

㈠智力落後

智力落後又稱精神發育遲緩（mental retardation），是一系列行為表現，而不是單一的疾病診斷。「弱智」一詞，一般指輕度和中度智力殘疾兒童。

一九七三年美國智力缺陷學會所下的定義：「智力落後指的是：在發育期間表現出來的智力功能顯著地低於平均水平，並同時伴隨有社會適應行為方面的缺陷」。

顯著地低於平均水平是指：從智力測驗所測查出來的智商低於70（正常兒童在100左右）。

根據智商，可以將智力落後分為四個等級：輕度、中度、重度和極重度（表8-4）：

表 8-4 智力落後的不同程度

智 商	分 類	特 點	百分數
50～69	輕度	可受教育	85%
35～49	中度	可進行訓練	10%
20～34	重度	必須監護	3%
20以下	極重度	依賴他人生活	2%

（據聯合國世界衛生組織，1976）

智商 70～85，為邊緣智力。

「發育期間表現出來的」，是指智力落後的症狀在兒童時期（十八歲以前）已經出現。

「社會適應行為方面的缺陷」，是指生活自理能力和社會能力的缺陷。

以下是不同程度智力落後的適應行為表現：

輕度：早年發育較正常兒童為差。語言發育遲緩，但仍有一定表達能力，往往在幼兒園後期或入學後，才被發覺有學習困難，領悟力低，分析綜合能力欠缺，思維較簡單，經過努力勉強可達小學畢業水平。有一定社交能力。成年後具有低水平的適應職業及社會能力，常表現溫馴，缺乏主見，對環境變化缺乏應付能力。

中度：自幼語言及運動功能發育都較正常兒童緩慢，詞彙貧乏，不能完整表達意思，學習能力低下，經過耐心訓練可以從事簡單非技術性工作。

重度：常有某種腦部損害，可同時有腦癱、癲癇等神經系統症狀。多在出生不久即被發現精神及運動發育明顯落後，年長後也僅能學會說簡單語句，不能自理生活，不能接受學校教育，很難學會簡單技能，無社會行為能力。

極重度：完全沒有語言能力，對周圍環境及親人不能認識，對危險不知躲避，僅有原始情緒反應，如以哭鬧、尖叫表示需求食物或不樂意，有時有爆發性攻擊或破壞行為，全部生活需人照料。

智力落後形成的原因如下：

1. 產前因素

⑴遺傳因素：

①染色體異常

先天愚型：俗稱伸舌樣痴呆、唐氏綜合症等。是由美國科學家唐·蘭頓最早於一八六六年發現的。一九五九年，科學家萊津證實這種病的原因是第 21 對染色體多了一個，所以也稱為「21——三體綜合征」。先天愚型在弱智或智力殘疾中占重要位置，它發病率高，每 600 個～700 個活產嬰兒中就有一個嬰兒患這種病。

先天愚型患兒有特殊的面容和體態：眼睛斜吊、眼距寬、鼻梁塌、牙齒尖、小；舌頭常拖在外面，舌面有裂紋，舌背粗糙；四肢短；手的第五小指內彎，中節短或沒有中節；膚紋異常。絕大多數這類患兒的智力是中度落後，他們抽象思維能力差，語言障礙嚴重、發音不正確；性情溫和，愛與人交往，喜歡音樂。

脆性 X 染色體：脆性 X 染色體是近年新認識的一種 X 連鎖的遺傳性疾病（但不典型）。臨床以智力低下、巨睪症、特殊面容（大耳等）、語言行為障礙等為其特殊表現。主要為男性發病。

②基因病

苯丙酮尿症：本病是一種氨基酸代謝異常所致的疾病。患兒肝臟中缺乏一種苯丙酮酸羥化酶，致使苯丙氨酸不能氧化成酪氨酸，只能變成苯丙酮酸。大量的苯丙氨酸及其酮酸累積在血液和腦脊液中，並隨尿液排出。這種苯丙氨酸及其酮酸對正在發育的嬰兒的神經系統有不同程度的損害，同時還會抑制產生黑色素的酪氨酸酶，因此患兒皮膚和毛髮含色素少，顏色很淺。本病是常染色體隱性遺傳病，患兒的雙親，都是病態基因的攜帶者，但本人無病態表現，只是在臨床化驗時可發現。患兒從父母處各得一個突變的病態基因，因而成為表現型，也就是說出現了不正常症狀：智力落後、尿有異味、毛髮色淺，常患濕疹。

對可疑病人檢查尿液中苯丙酮酸含量即可診斷，主要採用5%～10%的三氯化鐵溶液作尿液試驗。如果有此病，則尿液在二分鐘～三分鐘內呈綠色。近年來此法已用於新生兒作大面積篩查。

苯丙酮尿症一經診斷，可用改變飲食成分的方法進行治療，即不給患此病的孩子吃高蛋白的飲食（低苯丙氨酸）。這種飲食治療，對他們智力發展會有好處。近親婚配可使本症的發生率明顯增加，因此要避免近親婚配。

(2)孕期受不良因素的影響：

①母親在孕期服用有害於胎兒的藥物；

②母親孕期情緒壓抑；

③母親孕期抽煙、酗酒；

④X 光輻射的影響；

⑤高齡產婦。

2. 產程因素

(1)窒息缺氧；

(2)顱內出血；

(3)早產、低體重；

(4)產婦健康狀況不佳。

3. 產後因素

(1)核黃疸（嚴重黃疸致腦細胞變性）；

(2)腦外傷；

(3)腦部疾病（腦炎、腦膜炎）；

(4)高燒、抽搐、癲癇；

(5)各種中毒；

(6)營養不良；

(7)環境不良、缺乏教育。

4. 原因不明

智力落後兒童的心理特點如下：

1. 感覺和知覺特點

(1)各種感覺較為遲鈍；

(2)知覺速度緩慢、容量小；知覺分化性差，聯繫少；缺少知覺的積極性。

2. 記憶的特點

識記緩慢，保持差，再現不完整；記憶目的性欠缺，有意識記差；缺乏記憶的主動加工過程；機械識記相對較好。

3. 思維發展的特點

思維直觀具體，概括水平低；思維缺乏目的性和靈活性；思維缺乏批判性和獨立性。

4. 言語的特點

言語發生晚，表達能力差；詞彙貧乏，語法簡單；發音不準，吐字不清。

5. 注意的特點

注意的發展水平低；注意的穩定性差；注意的廣度狹窄；注意的

分配差。

6.個性的特點

需要的層次發展緩慢，所能達到的發展水平低；原始慾望亢進，高級社會文化需要發展緩慢、落後。興趣範圍狹窄、單一。

7.意志品質的特點

缺乏主動性；自我控制能力差；易受暗示和固執。

8.情感的特點

情感不穩定；情感體驗的強度與引起情感的外部作用強度不相一致。

早期干預的措施如下：

1.早期干預的概念

早期干預是指：有組織、有目的的教育、訓練措施，它適用於發展略偏離正常（弱智）或可能偏離正常（高危弱智）的五六歲以前的兒童。通過這種教育、訓練措施，可望使這部分兒童有一定程度的糾正，或智力有所提高，並獲得一定的生活能力和技巧，待他們長到學齡階段，可以比較順利地接受特殊教育或正常兒童教育。廣義的說，早期干預也就是早期教育。

2.早期干預的目標

一九六〇年在日內瓦召開的第二十三屆國際教育會議提出的有關目標是：「精神發育遲緩對於人民是一種經濟的、社會的和文化的負擔，精神發育遲緩中的絕大部分在受到應有的教育後，可以成為有益的公民」。

不同程度智力落後兒童的具體培養目標如下：

輕度智力落後的培養目標是：第一，培養基本能力：一般可掌握接近小學程度的文化智識和技能，有一定的生活自理能力，注意個人衛生，並有一定的了解環境的能力。第二，培養良好的思想品德和個性：在學習和工作中，有一定的克服困難的能力；有集體主義精神和集體榮譽感；有較穩定的情緒。第三，培養適應社會的能力：學會自己管理自己和參與社會活動；能尊重別人和別人友好相處；有一定的社會責任感和經濟觀念；學會一定的勞動技能，為就業作準備。

中度智力落後的培養目標：應著重體力和心理能力的康復和補償，培養良好的思想品德、習慣、社會適應能力和勞動技能，盡量達到生活自立。具體目標是：第一，培養良好的思想品德和個性：學會關心他人和集體；養成遵守學校紀律、講文明禮貌、愛清潔和生活自理及做事有始有終的好習慣；學會與他人友好相處。第二，發展與人交往的能力：在幫助其多與人交往，逐漸發展社會交往能力。第三，培養獨立生活和適應環境的能力：學會照顧個人起居飲食；激發對環境事物的興趣和認識；培養處理日常生活中遇到的簡單問題的能力；學會一兩種簡單勞動技能，為就業作準備。

重度智力落後的培養目標：盡量使他們達到生活自理，或減少別人的監護程度，將來能過半獨立的生活。為達到此目標，必須培養他們對自己和對他人的正確認識，能與人友好相處，學會控制自己的行為，為適應社會生活打下基礎。具體到每一個人對其期望要適當，切合實際。期望過高，家長、老師失望，孩子失去信心和積極性；期望過低，會使孩子可能達到的發展水平降低。應該使長遠目標與短期目標相結合，各家庭成員和老師對孩子的期望應一致。

3. 早期干預的內容

早期干預有兩方面的內容，一方面是按五大行為領域內的行為發展規律安排的，比如，大運動領域的坐、站、走、跑；語言領域的發音、理解、表達等，按發展順序逐一訓練；另一方面是生活常識，也就是弱智兒童作為一個社會成員，回歸社會時，必須要懂得並遵守的一些社會生活常識。

4. 教育與訓練弱智兒童的基本方法

⑴循序漸進法：

循序漸進法主要是把各種課程劃分為小型的、具有邏輯順序的學習單元，然後循序漸進地教學。例如，課題——春天，可以劃分為：春天的月份、春天的天氣、春天的花朵和春天的蔬菜與水果等若干個小單元，通過學習唱春天的歌，在日曆上找出春天的月份，到室外觀賞春天的花草，品嚐春天的蔬菜及水果，充分運用視、聽、味、嗅、觸等各種感覺器官去體驗春天。

⑵任務分析法：

把兒童學習的終結目標行為作為主題，然後將它分解為一連串的小步驟，讓兒童循序逐個學習，最終完成目標行為。

例如，在訓練弱智兒童自理技能時，可將一個目標行為分成一串相連的小步驟，教會兒童用杯子喝水，可以分為以下五個環節的連鎖行為：

①右手（或左手）拿起杯子；

②把杯子送到嘴邊；

③喝一口水；

④咽下水；

⑤把杯子放下。

智力落後兒童的教育安置如下：

1. 培智學校（班）

教材的特點：為弱智兒童用的各類教材均應體現「起點低、小步子、多循環」的特點。例如，語文教材，就應以內容簡、分量輕、插圖多、色彩鮮、童趣濃為特點，以適合弱智兒童學習。

2. 幼兒園或小學隨班就讀

例如，香港「幼兒園兼收服務」，體現了「回歸主流」的特殊教育思想。即盡最大可能把智力落後兒童與正常兒童安置在一起接受教育，以使其盡快、盡早地適應社會。

3. 家庭康復

指導家長對智力落後兒童進行家庭訓練。

㈡嬰兒孤獨症

嬰兒孤獨症的發病率很低，只有 0.40‰～5‰左右，但是它在兒童心理疾患中卻占據了重要的位置。

1. 表　現

嬰兒孤獨症發生於三歲以內，起病緩慢，主要表現為以下幾個方面的障礙：

社會交往障礙：由於孤獨和退縮，孤獨症兒童不會與他人進行正常交往，對父母也沒有依戀之情，不會領會表情的社會意義，也不會表示自己的要求和情感。即使到五歲左右，這種兒童仍然很少參與集體遊戲，缺乏情感反應，對他人的情緒反應也漠然置之。

語言障礙：表現為從默默不語到使用一種不能交流的語言，後者指的是即時的或事後模仿所聽到的語言（例如，母親曾問：「你想出去玩嗎？」幾天後，兒童想出去，也說「你想出去玩嗎？」。代詞顛倒（例如以「你」代替「我」）；句中缺乏關鍵詞（例如缺乏「是」字）等。孤獨症兒童對語言有充分的機械記憶能力，但似乎不能領會它的意思。

行為異常：孤獨症兒童常以奇異、刻板的方式對待某些事物，缺乏變化和想像力。例如，反覆地敲打一物體或長時間地把東西轉來轉去，或者身體作搖擺、旋轉和揮動手臂等刻板動作等。

此外，還可能伴有感知障礙、認識障礙、癲癇發作等症狀和表現。

2.病　因

孤獨症發病年齡早，似乎從出生起就預示了其後的發病趨向，因此，對病因的研究逐漸從社會環境、心理因素、家庭結構、父母特徵等轉為對生物因素的研究。

3.診斷標準

起病於三十個月以前；對他人普遍缺乏反應；語言發育嚴重缺陷；如能說話則語言怪異，如即刻和延遲的模仿言語，代名詞錯用；對環境的各個方面作出稀奇古怪的反應，如拒絕改變對有生命或無生命的物體產生乖僻興趣或依戀；無精神分裂症的妄想、幻覺。診斷孤獨症還可參考「兒童孤獨症評定量表」（表8-5）。

兒童孤獨症評定量表（childhood autism rating scale; CARS）由Schoplen（1980）編制，是由十五項內容組成。該量表每項按一級～四級評分（4級為最重一級），總分大於或等於三十分可考慮為孤獨症，少於三十六分時可能為輕～中度孤獨症，總分達到或大於三十六分時考慮嚴重孤獨症（表8-5）。

表8-5　兒童孤獨症評定量表

項　目
一、人際關係
1分，與年齡相當：與年齡相符的害羞、自衛及表示不同意。

續上表

項　目
2分，輕度異常：缺乏目光接觸，回避，過分害羞，對檢查者反應有輕度缺陷。 3分，中度異常：回避人，要干擾他才能得到反應。 4分，嚴重異常：強烈地回避，兒童對檢查者很少反應，只有檢查者強烈地干擾，才能產生反應。
二、模仿（詞和動作） 1分，與年齡相當：與年齡相符的模仿。 2分，輕度異常：大部分時間都模仿，有時延緩。 3分，中度異常：在檢查者極大的要求下才有時模仿。 4分，重度異常：很少用語言或運動模仿別人。
三、情感反應 1分，與年齡相當：與年齡、情境相適應的情感反應——愉快不愉快，以及興趣，通過面部表情或姿勢的變化來表達。 2分，輕度異常：對不同的情感刺激缺乏相應的反應，情感可能受限或過分。 3分，中度異常：不適當的情感示意，反應相當受限或過分，或反應與刺激無關。 4分，嚴重異常：極刻板的情感反應，對檢查者堅持改變的情境很少產生適當的反應。
四、軀體運用能力 1分，與年齡相當：與年齡相適應的動作。 2分，輕度異常：軀體運用方面有點特殊——某些刻板運動、笨拙、缺乏協調性。

續上表

項　　目
3分，中度異常：有特殊的手指或身體姿勢功能失調的徵象（搖動旋轉、手指擺動、腳尖走）。 4分，重度異常：上述所描述的異常，嚴重而廣泛地發生。 五、與非生命物體的關係 1分，與年齡相當：適合年齡的興趣，運用和探索。 2分，輕度異常：對某些東西缺乏興趣或不適當的使用物體，像嬰兒一樣咬東西，猛敲東西，或者迷戀於物體發出的吱吱叫聲或不停地開燈、關燈。 3分，中度異常：對多數物體缺乏興趣或表現特別，如重複轉動某件物體，反覆用手指尖捏起東西，旋轉輪子或對某部分著迷。 4分，嚴重異常：上述異常頻繁的發生，很難使兒童分心。 六、對環境變化的適應 1分，與年齡相當：對環境改變產生與年齡相適應的反應。 2分，輕度異常：對環境改變產生某些反應，傾向維持某一物體活動或堅持相同的反應形式。 3分，中度異常：對環境改變出現煩躁、沮喪的徵象，當干擾他時很難被吸引過來。 4分，嚴重異常：對改變產生嚴重的反應，假如堅持把環境的變化強加給他，兒童可能逃避。 七、視覺反應 1分，與年齡相當：適合年齡的視覺反應，與其他感覺系統配合協調。

續上表

項　目
2分，輕度異常：有時必須提醒兒童去注意物體，有時全神貫注於「鏡象」，有時回避目光接觸，有時凝視空間，或著迷於燈光。 3分，中度異常：經常要提醒他們正在幹什麼，喜歡觀看光亮的物體，即使強迫他也只有很少的目光接觸，喜凝視空間。 4分，重度異常：對物體和人的廣泛嚴重的視覺回避，著迷於使用「餘光」。 八、聽覺反應 1分，與年齡相當：適當年齡的聽覺反應。 2分，輕度異常：對聽覺刺激或某些特殊聲音缺乏一些反應，反應可能延遲，有時必須重複聲音刺激，有時反對大的聲音敏感，或對此聲音分心。 3分，中度異常：對聽覺不構成反應，或必須重複數次刺激才產生反應，或對某些聲音敏感（如很容易受驚，捂上耳朵等）。 4分，重度異常：對聲音全面回避，對聲音類型不加注意或極度敏感。 九、其它感覺反應 1分，與年齡相當：對疼痛產生適當強度的反應，有正常的觸覺和嗅覺。 2分，輕度異常：對疼痛或輕度觸碰、氣味、味道等缺乏適當的反應，但可出現一些嬰兒吸吮物體的表現。 3分，中度異常：對疼痛或意外傷害缺乏反應。 4分，嚴重異常：喜吸吮、舔或摩擦，完全忽視疼痛或過分地作出

續上表

項　目
反應。
十、焦慮反應
1分，與年齡相當：對情境產生與年齡相適應的反應。
2分，輕度異常：輕度焦慮反應。
3分，中度異常：中度焦慮反應。
4分，嚴重異常：嚴重的焦慮反應，在與檢查者相處的一段時間內不能坐下，或很害怕，或退縮等。
十一、語言交流
1分，與年齡相當：適合年齡的語言。
2分，輕度異常：語言遲鈍，多數語言有意義，但有一點模仿語言。
3分，中度異常：缺乏語言，或有意義的語言與不適當的語言相混淆（模仿或莫名其妙的話）。
4分，嚴重異常：缺乏可理解的語言或只運用特殊的離奇的語言。
十二、非語言交流
1分，與年齡相當：與年齡相符的非語言性交流。
2分，輕度異常：非語言交流遲鈍，交往僅爲簡單的或含糊的反應，如指出或去取他想要的東西。
3分，中度異常：缺乏非語言交往，兒童不會利用或不會對非語言的交往作出反應。
4分，嚴重異常：特別古怪的和不可理解的非語言的交往。
十三、活動水平
1分，與年齡相當：正常活動水平。

續上表

<table>
<tr><th>項　目</th></tr>
<tr><td>2分，輕度異常：輕度不安靜或有輕度活動緩慢，但一般可控制。
3分，中度異常：活動相當多，並且控制其活動量有困難，或者很少活動或運動緩慢，檢查者很頻繁地控制或以極大努力才能得到反應。
4分，嚴重異常：極不正常的活動水平，要麼是不停的動，要麼是呆滯，很難得到兒童對任何事件的反應。
十四、智力
1分，與年齡相當：正常智力。
2分，輕度異常：輕度智力低下——技能低下表現在各個領域。
3分，中度異常：中度智力低下——某些技能遲鈍，其它的接近年齡水平。
4分，嚴重異常：智力嚴重障礙——某些技能明顯遲鈍，但可以有某些技能在年齡水平以上或不尋常。
十五、總的印象
1分，與年齡相當：不是孤獨症。
2分，輕度異常：僅有孤獨症的少數徵象。
3分，中度異常：有孤獨症的較多徵象。
4分，嚴重異常：非常多的孤獨症徵象。</td></tr>
</table>

4.輔　導

(1)培訓家長：

為家長提供有關訓練孤獨症兒童的方法。

(2)基本學習能力的訓練：

人類最基本的學習能力是來自感官與說。寫、讀、算關係最密切的是聽知覺功能、視知覺功能與運動功能。孤獨症兒童初期的教育重點，應放在「動作功能」和「聽知覺功能」上。其中動作功能教育的重點，在於逐漸進階的運動技巧訓練；聽知覺功能的教育重點在聽、說、背、唱上。

⑶行為矯正：

強化患兒的正常行為，消除不良行為。（詳見「兒童行為矯正」）。

三、學前兒童的心理生理疾患

受心理社會因素影響較大，或者主要是受其影響的一組軀體疾病或綜合征被稱為心理生理疾患，又稱心身疾病。它們的發生、發展、治療和預後都與心理社會因素有密切的關係。嬰幼兒可能發生的心理疾患主要有支氣管哮喘、便秘、腹瀉、肥胖症等等。

㈠心理社會因素的致病作用

社會因素一般包括物理環境和社會文化環境兩個方面。這些因素常可直接影響兒童的健康，也可以通過心理因素或生理因素，間接地影響兒童的健康。心理因素指的是個體的素質、認識、動機、情感、意志、性格、能力、興趣、愛好，以及特殊經歷和早期經驗等。

1. 情緒與軀體疾病

心理社會因素對軀體內臟器官發生影響，是通過情緒活動而得以實現的。積極的情緒能對兒童機體的生命活動和正常的生長發育起促進作用。消極的情緒可使人的心理活動失去平衡，導致神經活動的機能失調，對健康產生不利的影響。兒童對於變化著的社會環境和生活事件，特別是急劇的變化，如家庭生活的突然變故，親子關係的矛盾衝突等等，就會產生諸如焦慮、憤怒、憂鬱、敵對、絕望等消極情緒。有些幼兒一到上托兒所的時間，或者在即將進入緊張的競爭之前，就述說腹痛、頭痛，出現尿頻等現象。這些幼兒並非在說謊，他們軀體的不適是由於上述的不良心理刺激，使他們產生情緒緊張而導致的。

2. 行爲模式或人格類型與軀體病

研究表明，某些人格類型對於患有某些軀體疾病似乎存在著一定的聯繫。例如，支氣管哮喘患者的行為模式和人格特徵大多是過分依賴、幼稚、膽小、順從、缺乏自信心、難以忍受挫折、不好表達自己的情感等。

心理社會致病因素以及由此產生的心理活動是通過什麼途徑轉化為人體各器官各系統活動的變化而導致軀體疾病的呢？近代的研究發現，神經、內分泌和免疫三個系統的相互影響和作用，使心理因素轉化為生理因素，在心理社會因素致病中起著中介作用。

㈡學前兒童常見的幾種心理生理疾患

1. 嘔吐、腹瀉和便秘

在嬰幼兒時期，嘔吐、腹瀉等消化道功能紊亂的症狀是很常見的，不少症狀是由軀體上的原因引起的，但是其中一些可以是情緒反應引起的。例如，嬰幼兒的需要長期得不到滿足，父母親對嬰幼兒的教養態度不良，周圍環境的強烈騷擾等等，都可使嬰幼兒產生這些症狀。

嬰幼兒生活環境和生活習慣的突然改變，或者突如其來的不良心理刺激等都可引起他們的心理緊張，產生不良情緒，導致植物性神經系統功能變化，腸蠕動受到抑制或亢進，而產生便秘或腹瀉。

2. 肥胖症

肥胖，是熱量攝入超過消耗，多餘的熱量以脂肪的形式儲存在體內的結果。肥胖與遺傳傾向、內分泌功能、質體、體力活動、飲食等許多因素有關，心理社會因素也對肥胖有很大的影響作用。

肥胖症的治療，主要是通過控制飲食和增加運動。對於促使兒童肥胖的心理因素也有必要進行全面考慮和解決。

3. 支氣管哮喘

一般認為，支氣管哮喘的病因主要有致敏物、感染和心理社會因素三個方面。

在心理社會因素中，親子關係失調是最為重要的致病因素。兒童本身的性格特徵常是依賴性強，較為被動、順從、缺乏自信、難以忍受挫折、敏感和懦弱。他們不善於表達感情，有很強的自我壓抑的傾向，常伴有吸吮手指、咬指甲、抽動、好發脾氣等行為。

兒童一旦患上支氣管哮喘，容易滋生抑鬱和自卑心理，或者變得容易衝動，過於敏感，不容易與人交往，從而增加社會適應性困難，使不良心理社會刺激更為增加，阻礙心理健康的發展。

對支氣管哮喘患兒的治療，採用各種心理治療方法，如催眠療法、鬆弛訓練、系統脫敏法等，可改變肺的功能，減輕支氣管平滑肌的收縮，降低發病頻率和減輕氣喘症狀。對於支氣管哮喘不很嚴重的患兒，應鼓勵他們參加各種遊戲或體育活動。

4. 慢性疾病引起的心理偏異

例如，缺鐵性貧血可致注意力缺陷。

5. 生理缺陷引起的心理偏異

例如，斜視、弱視患兒常有自卑、膽小等心理異常。

第三節 維護幼兒心理健康總的措施

一、改善環境

諸如改善空氣、飲水、居住、活動場所的環境條件；改進膳食質量；創造良好的家庭氛圍和健康的社會文化環境等。使兒童的基本利益得到保障，人格得到尊重。

二、開展心理咨詢

通過篩查等方式及早發現有心理障礙的兒童，進行干預。

三、加強保健，促進健康

諸如開展健康監測、合理餵養以及計劃免疫等措施，使兒童健康成長。

四、對兒童進行心理衛生教育

㈠學前兒童心理教育模式

在心理衛生教育中，認識是基礎，態度是動力，行為是目標，但是這三者之間並不存在必然的因果關係。

健康教育模式圖

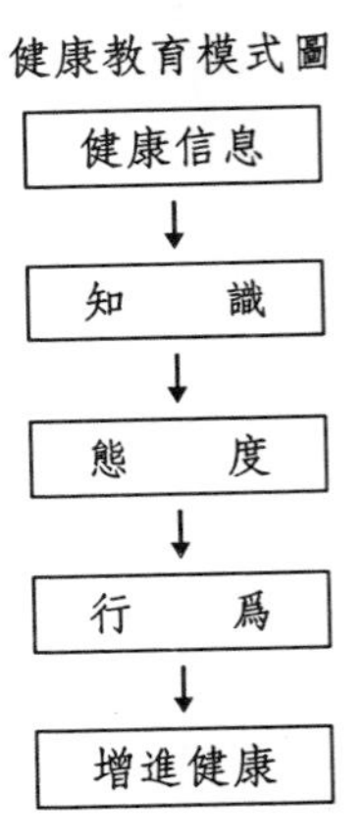

學前兒童的態度、行為和習慣，與他們的認識有很大的關係。有些兒童的不健康行為和習慣，往往是由於他們沒有或者缺乏有關知識造成的。當然，知識的增加並非必然在兒童的行為方式和習慣中體現出效果。但是，學前兒童認識水平的提高，無疑會對他們的衛生行為和習慣的形成起積極的指導作用。態度是行為和習慣的前奏，要轉變行為，必須先轉變態度。學前兒童心理衛生教育要特別注意到兒童早期態度形成的重要性，它不僅會影響兒童早期行為和習慣，也可能會影響今後一生的衛生態度、行為方式和習慣的形成。

培養學前兒童有益於心理健康的行為方式和習慣，自覺地抵制各種不健康的行為，增強自我心理保健的意識和能力，這是學前兒童心理衛生教育所要達到的目標。

㈡心理衛生教育的內容

1.幫助幼兒學會調節自己的情緒

⑴懂得哪些要求合理，哪些要求不合理：

幼兒發脾氣、暴怒，在很大程度上是因為需求未得到滿足。

要讓幼兒懂得，哪些需求是合理的，哪些需求是不能合予滿足的。

不該滿足的需求，發脾氣、哭鬧、在地上打滾均無濟於事。成人切莫妥協，一次妥協就是對不良行為的一次強化。

⑵合理疏洩：

當幼兒受到挫，受到委屈，心裡有氣的時候，要給他們機會，把自己的氣發洩出來，以減輕心理上的壓力。

但是疏洩的方法不該是打人、罵人、毀壞東西等等。

讓幼兒明白，不高興的事人人都會有，別再去想它，要高高興興的去玩，就什麼都忘了。

2.幫助幼兒學習社會交往技能

⑴移情教育：

所謂移情，就是設身處地為別人想想。在日常生活中要引導幼兒注意「自己的行為給別人帶來的影響」。比如，打了別的小朋友，要讓他知道被打的小朋友在傷心；主動把玩具給別人玩，要讓他體會別的小朋友多麼開心。使幼兒更具同情心，更加友好，合群，樂群。

⑵分享與合作：

多為幼兒創造一些合作的機會，同時懂得分享。

⑶恰當的自我評價：

對幼兒的批評或表揚要恰當。不使他們覺得「自己什麼都不行」，產生自卑感；也不使他們認為「自己什麼都好」，處處爭第一，下盤棋也只能贏不能輸。

3. 培養幼兒良好的生活習慣

良好的生活習慣有益於幼兒情緒飽滿、情緒穩定。

⑴有規律的生活：

人的身體，就像一個裝了無數時鐘的大機器。這些「時鐘」滴滴答答，從心跳到體溫，從記憶力到反應……無不控制在它們手裡，這些「時鐘」就叫「生物鐘」。

生活有規律，幼兒的吃、喝、拉、撒、睡、玩，安排有序，習慣成自然，體內的「生物鐘」運轉和諧、流暢，幼兒的身體健康，心理平衡。

生活雜亂無章，「生物鐘」的功能發生紊亂，就會破壞正常的生理活動和心理平衡，幼兒煩躁易怒，記憶力下降，反應遲鈍，身心俱傷。

⑵良好的衛生習慣：

使幼兒養成良好的衛生習慣，對於幼兒保持良好的神狀態和健康的身體具有積極的作用。

良好的衛生習慣包括：勤剪指甲，飯前便後洗手，早晚刷牙，用自己的茶杯、毛巾，不摳鼻孔，不挖耳朵，不揉眼睛等等，習慣成自然，不必督促，從容完成，沒有任何心理壓力。

4. 性教育

一般，人們總認為性教育是從進入青春期的少男、少女開始的。其實，從嬰兒呱呱墜地，家長和教師就負有對孩子進行性教育的責任。成人的言談舉止、表情態度、養育方式都會在有意與無之間滲透到孩子的潛意識中，或健康、積極，或不健康、消極，對孩子的性心理產生影響。

健康的性教育，大致體現在以下幾個方面：

(1)沒有性歧視：

出生在這樣的家庭，寶寶是幸福的，父母對生男或生女，持「聽其自然」的態度。是男、是女，都是心愛的寶貝。孩子不會因為「投錯了胎」，備受冷漠甚至虐待，也不會因為自己的「性別」，自卑自憐。在家庭的溫暖中，孩子愉快地接納了自己的性角色。他（她）們從父母的態度上，體會到男孩女孩都可愛，這是健康的性心理中重要的一環。

(2)避免性壓抑：

「性」本不神秘。性器官是人體器官的一部分，和眼睛、鼻子一樣，應該讓孩子認識它們，愛護它們。偶爾，幼兒玩弄外生殖器，可以巧妙地用玩具、講故事、作遊戲等吸引他的注意力，打個岔子，就行了。不要訓斥：「別摸那髒東西」、「羞死了」等等。否則幼兒會從家長的態度中，得出這樣一種印象：生殖器是髒的、醜的東西。錯誤的性壓抑心理一旦形成，很難改變。當孩子提出有關性的問題時，家長不必感到尷尬。回答應自然、簡略，最常見的問題是：「我是怎樣來的？」，回答不要信口開河：「你是撿來的」等等，更不能用打罵來代替回答。

(3)兩性別優勢互補教育：

歷史和傳統將人的一些品性按性別分類，女性應文雅、安靜、溫柔……，男性應堅強、果斷、勇敢……。而開放的時代要求一個人兼具兩性別的優勢，使每個人更具社會適應性。

從兒童出生起，父母和幼兒園的老師，應該使每個兒童都有更為應該的發展空間和選擇，例如，不能只允許男孩玩航模、玩小汽車；只允許女孩玩洋娃娃、過家家。否則會限制男女兒童的自由和充分發展，尤其不利於女孩子的發展，性教育應該是「兩性別優勢互補教育」。

第四節 兒童行爲矯正

一、行為矯正的一般概念

㈠行為具有可塑性

行為主義學派的創始人畢生有一個著名的論斷：「請給我十幾個強健而沒有缺陷的嬰孩，將他們放在我自己之特殊的世界中教養，那麼，我可以擔保，在這十幾個嬰孩之中，我隨便拿出一個人，都可以訓練他成為任何專家——無論他的能力、嗜好、趨向、才能、職業及種族是怎樣，我都能夠任意訓練他成為一個醫生，或一個律師，或一個藝術家，或一個商界首領，或可以訓練他成為一個乞丐或竊賊。」這段話強調的是早期教育和特殊環境的創造對兒童的性格行為將產生不可估量的影響。

㈡正常行為與不正常行為

1. 如何正確辨別正常與不正常行為

正常與不正常是一個連續體，兩極是正常和不正常，行為從正常向不正常過度，因此一般兒童都不同程度地存在著一些行為問題，只是其嚴重程度不同而已。一般，人們用量表來測量，多數人認為行為分數偏離平均數達90%才視為不正常。

2. 不正常行為的表現類型

⑴行為不足：

包括人們所期望的行為很少發生或從不發生。如兒童很少講話或不願和小朋友交往。

⑵行為過度：

某一類行為發生過多，如經常侵犯別人。

⑶不適當行為：

期望的行為在不適宜的情景下發生，但在適宜的條件下卻不發生，如悲傷時大笑，歡樂時大哭。這類行為多發生在兒童精神病患者的身上。

總之，正常與不正常是相對而言的。

㈢行為矯正

行為矯正的主要特點：

1. 運用學習原理

應用條件反射和社會學習等原理對兒童不正常行為進行治療，並訓練他們形成良好的適應行為。例如，運用獎勵等正強化法形成兒童的良好行為；運用消退法等消除兒童的不正常或不良行為。

2. 運用實驗心理的行爲原理

不同於傳統的精神分析法（弗洛伊德所倡導，該法認為一切行為問題起源於個體內部的精神矛盾和衝突，治療應以揭示和調和內在精神的矛盾，用釋夢、啟發聯想、發洩等療法），行為矯正則強調個體和環境間的相互關係。治療的重點放在當前的行為上，著眼於未來。

二、正強化法（陽性強化法）

正強化法主要是依據操作性條件反射原理，即在一種行為之後，繼之以強化（獎賞），可以增加這種行為的發生。

在日常生活中，兒童都曾經受過種種性質的刺激或產生各種需求。有的刺激是兒童喜好的，有的是兒童壓惡的。如果一種刺激是兒童所喜歡的，能滿足他的需求，這種刺激被稱為正強化物。運用正強化物來加強某種受歡迎的行為，即正強化法（獎勵）。

㈠正強化物的分類和選擇

1. 分　類

⑴根據內容分類：

消費性強化物：糖果、餅乾、水果等一次性消費物品；活動性強化物：郊遊、看電視等；操作性強化物：玩具、畫書等；擁有性強化物：穿喜愛的衣服，擁有某種物品；社會性強化物：如讚美，以及溫情的輕拍、擁抱、點頭、微笑，甚至簡單的一瞥給予注意等。這樣分類雖然一目了然，但難免有交叉。

⑵根據性質分類：

原級強化物：指本身具有強化作用的自然強化物，包括食物強化物、操作性強化物以及擁有強化物等，它們都直接、間接地和機體的基本需求（尤其是生理需求）有關。

次級強化物：指一個刺激最初並不具備強化作用，通過和其它「原級強化物」的聯繫才獲得強化力量的刺激物。例如，每有一次好行為就可以得到一個小紅花，若干個小紅花可換取一本畫書。

社會性強化物：指人際交往中表現出來的關懷、讚美的動作、語言、表情，如微笑、擁抱、表揚等。

2. 正強化等級

人們對事物的喜好有等級、程度的不同。將兒童對各種活動或事物的態度由喜歡到不喜歡排成序列，則排在前面的事物或活動可強化排在後面的事物或活動。

喜歡——A——B——C——D——不喜歡。A 可強化 B、C、D，B 可強化 C、D,C 可強化 D。即強化價值較高的對強化價值較低的起強化作用。在進行行為矯正時，要了解某兒童對各種強化物的喜愛程度，才能運用自如。

㈡運用正強化的原則

1. 正確選擇需要強化的行爲

選擇的是具體的行為，能夠控制、觀察、評價，而且讓兒童明白期望他們作什麼，而不是籠統的「做個好孩子」。

2. 正確選擇強化物

易用；能立即呈現在所需要的行為發生之後；多次使用不致引起膩煩；不需花費大量時間。

3. 實施過程要注意

正強化實施前，讓兒童明白期望他們做什麼，以及完成後獲得什麼獎賞；在所需要的行為出現後立即予以強化；給予強化物時，要向被矯正者描述被強化的具體行為；分配強化物時，最好能結合其它獎勵如讚美；在實施過程中，有時需要安排一個以上的強化源（如父母、老師、爺爺、奶奶等都可以是強化源）。

4. 讓被矯正者逐漸脫離程序

當一個行為多次以所期望的頻率發生時，應逐漸減少糖果、獎品等強化物，用社會性強化物來維持這個行為，最終使兒童達到自我指導的境地（自己約束自己）。

㈢間歇強化法

間歇強化是指並非每一次都對所發生的行為進行強化。

1. 間歇強化的優點

由間歇強化所增加的行為更易鞏固，不易削弱。間歇強化實際是一種延遲強化，行為必須發生多次，才能得到一次強化；能避免連續強化中的「飽厭」現象；某種情況下，間歇強化更易操作。

2. 間歇強化的種類

⑴固定比例強化：

當期望行為達到所要求的次數時，才能得到強化。應用時需注意，開始要求的次數不宜過多，不要「難住」孩子。

⑵可變比例強化：

每次強化所要求的行為次數不是固定的，而是在不可預測地變化著，正是這種不確定的感覺，增強了吸引力。

⑶固定時間間隔強化。

⑷可變時間間隔強化。

㈣代幣法

先規定某些目標行為，然後用代幣（塑料籌碼或五星、小紅花等）獎勵強化這些行為。兒童所獲得的代幣到了一定的時候可以折換成各類強化物。

具體步驟：

1. 確定需強化的目標行為；

2. 確定代幣可折換的強化物；

3. 讓兒童懂得代幣具有實際價值；

4. 確定在完成各項目標行為時給予多少代幣和發生不良行為時是否要扣回代幣，並確定代幣與實際強化物之間的轉換關係；

5. 所期待的行為一旦成為習慣，就要減少以至取消代幣法，而以口頭讚揚等進行獎勵。

家圖書館出版品預行編目資料

兒衛生保健／萬鈁著--二版--.--臺北市：
南,2019.10
面；　公分.
N 978-957-763-672-0(平裝)
小兒科 2.幼兒健康
.5　　108015761

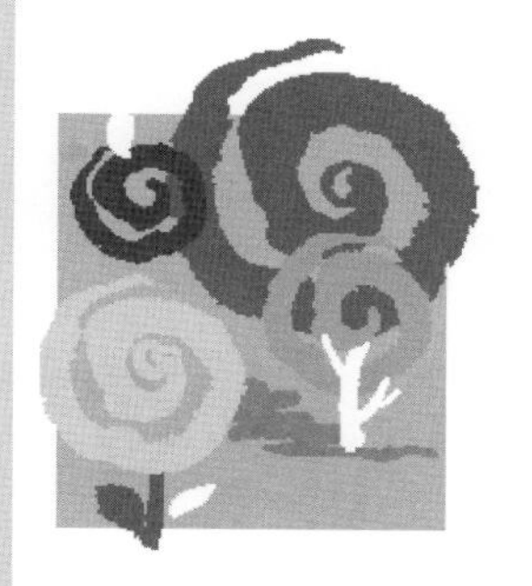

1IUO

幼兒衛生保健

作　　者— 萬鈁
發 行 人— 楊榮川
總 經 理— 楊士清
總 編 輯— 楊秀麗
副總編輯— 王俐文
責任編輯— 郭暖卿、許子萱
封面設計— 姚孝慈
出 版 者— 五南圖書出版股份有限公司
地　　址：106台北市大安區和平東路二段339號4樓
電　　話：(02)2705-5066　傳　　真：(02)2706-6100
網　　址：http://www.wunan.com.tw
電子郵件：wunan@wunan.com.tw
劃撥帳號：01068953
戶　　名：五南圖書出版股份有限公司
法律顧問　林勝安律師事務所　林勝安律師
出版日期　1999年 1 月初版一刷
　　　　　2019年10月二版一刷
定　　價　新臺幣440元

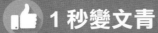

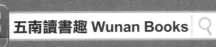

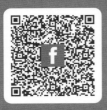

經典永恆·名著常在

五十週年的獻禮——經典名著文庫

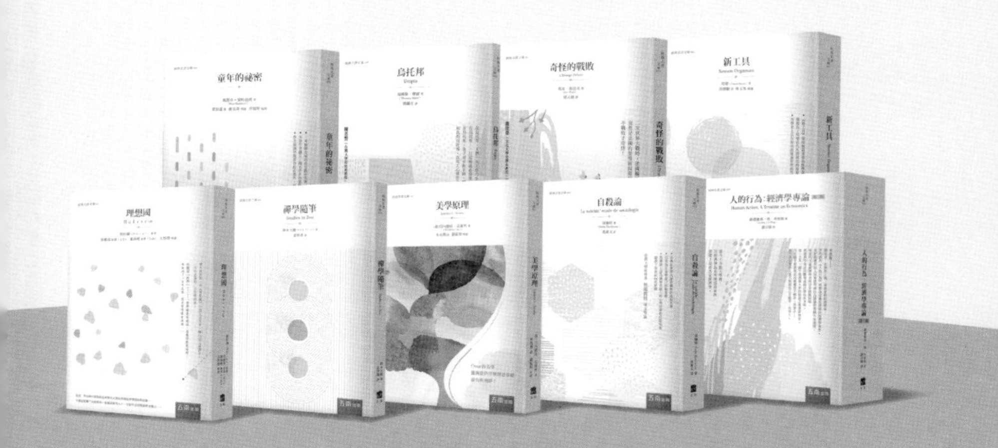

五南，五十年了，半個世紀，人生旅程的一大半，走過來了。
思索著，邁向百年的未來歷程，能為知識界、文化學術界作些什麼？
在速食文化的生態下，有什麼值得讓人雋永品味的？

歷代經典・當今名著，經過時間的洗禮，千錘百鍊，流傳至今，光芒耀人；
不僅使我們能領悟前人的智慧，同時也增深加廣我們思考的深度與視野。
我們決心投入巨資，有計畫的系統梳選，成立「經典名著文庫」，
希望收入古今中外思想性的、充滿睿智與獨見的經典、名著。
這是一項理想性的、永續性的巨大出版工程。
不在意讀者的眾寡，只考慮它的學術價值，力求完整展現先哲思想的軌跡；
為知識界開啟一片智慧之窗，營造一座百花綻放的世界文明公園，
任君遨遊、取菁吸蜜、嘉惠學子！